RECHERCHES

SUR LE DÉVELOPPEMENT

DES OS ET DES DENTS.

A. PIHAN DE LA FOREST,
IMPRIMEUR DE LA COUR DE CASSATION,
Rue des Noyers, 37.

RECHERCHES

SUR LE DÉVELOPPEMENT

DES

OS ET DES DENTS,

PAR P. FLOURENS,

MEMBRE DE L'ACADÉMIE FRANÇAISE, SECRÉTAIRE PERPÉTUEL DE L'ACADÉMIE ROYALE DES SCIENCES (INSTITUT DE FRANCE), MEMBRE DES SOCIÉTÉS ROYALES DE LONDRES ET ÉDIMBOURG, DES ACADÉMIES ROYALES DES SCIENCES DE STOCKHOLM, TURIN, ETC., ETC., ETC., PROFESSEUR DE PHYSIOLOGIE COMPARÉE AU MUSÉUM D'HISTOIRE NATURELLE DE PARIS.

« Ce qu'il y a de plus constant, de plus inaltérable
« dans la nature, c'est l'empreinte ou le moule de
« chaque espèce, tant dans les animaux que dans
« les végétaux; ce qu'il y a de plus variable et de
« plus corruptible, c'est la substance qui les com-
« pose. » BUFFON.

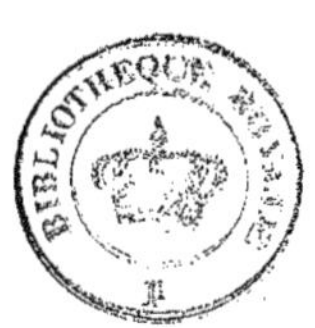

PARIS,

GIDE, LIBRAIRE,

RUE DES PETITS-AUGUSTINS, 5, PRÈS LE QUAI MALAQUAIS.

1842.

A

M. Marshall Hall,

MEMBRE DES SOCIÉTÉS ROYALES DE LONDRES ET ÉDIMBOURG.

Mon cher et illustre Confrère,

En parcourant cet ouvrage, vous trouverez sans doute que le beau sujet que j'y traite, est à peine effleuré; mais vous n'oublierez pas, j'espère, qu'on le regardait, avant moi, comme à peu près épuisé.

Assurément tout n'est pas également démontré dans mon livre. A mesure que les sciences avancent, on a de nouvelles démonstrations, et l'on a de nouveaux doutes.

J'ose croire pourtant qu'il sera difficile aux physiologistes de ne pas accepter, comme autant de points définitivement fixés par mes expériences, les points qui suivent, savoir :

Que les os croissent en grosseur par couches externes et superposées ;

Qu'ils croissent en longueur par couches terminales et juxta-posées ;

Que, à mesure que des couches nouvelles sont déposées à la face externe de l'os, des couches anciennes sont résorbées à sa face interne ;

Et que l'ossification (ce phénomène sur lequel on a tant écrit, et jusqu'à présent si inutilement écrit) n'est que la transformation, régulière et successive, du périoste en cartilage et du cartilage en os.

Mais, ce qu'un esprit aussi élevé que le vôtre remarquera surtout, c'est cette mutation continuelle de la matière *qui ressort de chaque expérience de cet ouvrage, fait à peine croyable mais démontré, fait capital qui semble dégager, par un mécanisme visible, la matière de ses ressorts secrets, et qui marque à la physiologie son véritable objet : l'étude des forces.*

Recevez cet ouvrage, mon cher et illustre Confrère, comme un témoignage de ma vive amitié pour vous et de ma profonde estime pour vos travaux,

FLOURENS.

Au Jardin du Roi, le 1er octobre 1842.

RECHERCHES

SUR LE DÉVELOPPEMENT

DES OS ET DES DENTS.

CHAPITRE PREMIER.

Action de la garance sur les os.

§ I.

Antoine Mizaud, médecin de Paris, paraît avoir remarqué le premier, vers le milieu du seizième siècle, l'action singulière de la garance sur les os. Mais il faut avouer que l'observation de Mizaud [1] était entièrement oubliée, lorsque, plus d'un siècle et demi après

[1] Voici d'ailleurs tout ce que dit Mizaud : *Erythrodanum*, *vulgò rubia tinctorum dictum, ossa pecudum rubenti et sandycino colore imbuit, si dies aliquot depastæ sint oves, etiam intacta radice, quæ rutila existit. Res ea similiter perspici potest in carnibus hujus pecoris elixis et assatis. Nam rubicundæ apparent, sicuti etiam ova in decocto ejus radicis elixata: putamine enim*

lui, Belchier et Duhamel appelèrent, sur le fait important dont il s'agit, l'attention des anatomistes.

Tout le monde sait que Belchier, chirurgien de Londres, dînant un jour chez un teinturier en *toiles peintes*, s'aperçut que les os d'un morceau de porc frais, *servi sur table*, étaient rouges. Or, l'animal dont les os offraient cette couleur rouge, avait été nourri avec du son chargé de *l'infusion de garance*, employée pour la teinture des *toiles peintes*.

Le fait de l'action de la garance sur les os, fait aujourd'hui encore unique en son genre, fait perdu depuis Mizaud, était donc retrouvé, et retrouvé, comme on voit, par un pur hasard.

Cependant la garance employée par les teinturiers ne l'était pas seule. Il fallait donc, pour se bien assurer de l'action propre de cette substance, commencer par la dégager de toute autre; et c'est ce que fit Belchier.

Il mêla de la racine de garance en poudre aux aliments dont il nourrit un coq. Au bout de seize jours, cet animal mourut; et tous ses os se trouvèrent rouges. Et les os seuls : les muscles, les membranes, les cartilages, toutes les autres parties, conservaient leur couleur ordinaire [1]. C'est donc la garance, et la garance seule, qui rougit les os; et, ce qui n'est pas moins remarquable, elle ne rougit que les os.

Les choses en étaient là, lorsque Duhamel, dont on connaît le goût pour les faits curieux et le talent admirable pour les expériences, fut instruit de celle de Belchier. Il s'empressa de la répéter sur des poulets, sur des pigeons, sur des cochons; il vit partout

rubello non minùs hinc vestiuntur, quam si cum ramentis et præsegminibus brasiliani ligni percocta essent, vel cum radicibus anchusæ. Antonii Mizaldi, *Memorabilium, sive arcanorum omnis generis, etc. Centuriæ*, p. 161, 1572.

[1] *Philosoph. Trans.* vol. 39. 1736.

la garance rougir les os, ne rougir que les os; et cette action constante, cette action exclusive de la garance sur les os, fut désormais un fait acquis à la science.

Dans les animaux qui avaient été soumis au régime de la garance, dit Duhamel, « ni les plumes, ni la corne du bec, ni les ongles « n'avaient changé de couleur..... La peau de tout le corps avait sa « couleur naturelle; le cerveau, les nerfs, les muscles, les tendons, « les cartilages, les membranes, n'offraient rien de contraire à l'état « ordinaire de ces parties. Mais les longs tendons osseux qui se « prolongent le long du gros os qu'on appelle improprement la « *jambe des oiseaux*, étaient rouges vers le milieu de leur longueur « qui en est la partie la plus dure. Tous les vrais os, même les plus « déliés, étaient rouges comme du carmin[1]. »

Il ajoute : « Le cœur, le poumon, la plèvre se sont trouvés de leur « couleur naturelle. Il n'y avait rien de remarquable au foie, aux « reins, non plus qu'à l'extérieur du gésier..... La veloutée du ja- « bot et des intestins paraissait d'abord comme injectée; cependant « en l'examinant avec une loupe, je vis distinctement que ce n'é- « tait pas une liqueur teinte qui fût contenue dans des vaisseaux, « mais que c'était simplement une espèce de fécule arrêtée dans le « velouté de ces membranes[2]. »

Tels sont les premiers faits vus par Duhamel, et revus depuis par tous les physiologistes (Haller, Dethleef, J. Hunter, etc., etc.) qui ont répété ses expériences. La garance n'agit donc ni sur les viscères, ni sur les muscles, ni sur les membranes, ni sur les cartilages, ni sur les tendons, etc. : elle n'agit que sur les os, mais elle agit sur tous les os; et nul point d'ossification, quelque délié qu'il soit, quelque

[1] *Mém. de l'Acad. des scienc.* 1739.
[2] Ibid.

isolé qu'il soit du reste du système, n'échappe à son action.

Duhamel ne s'en tint pas à ces premiers faits. Ayant remis au régime ordinaire quelques animaux dont les os étaient déjà devenus rouges par le régime de la garance, ces os lui parurent se décolorer et redevenir blancs; il en conclut que « le changement de « nourriture faisait évanouir leur couleur[1]. » Une observation plus approfondie le détrompa. Dans les os étudiés par Duhamel, la couleur rouge n'avait pas disparu : seulement les couches rouges de l'os se trouvaient recouvertes par des couches blanches; des couches blanches étaient venues se placer sur les couches rouges. Ainsi, par exemple, les os de jeunes animaux, de jeunes cochons, soumis alternativement au *régime de la garance* et au *régime ordinaire*[2], lui offrirent alternativement des couches rouges et des couches blanches[3]; fait capital, et première base, comme on le verra plus loin, de sa théorie sur le développement des os.

C'est cette théorie célèbre de Duhamel sur le développement des os, tour à tour admise ou combattue par les physiologistes, que je me suis proposé d'examiner de nouveau, et dans tous les faits qui la constituent. Or, de tous les faits vus par Duhamel, ceux qu'il a dus à l'action de la garance sont, sans contredit, les plus importants; et c'est aussi par ceux-là que j'ai commencé.

§ II.

J'ai soumis tout à la fois à mes expériences des oiseaux et des mammifères. Les expériences sur les mammifères feront l'objet du

[1] *Mém. de l'Acad. des scienc.* 1739.

[2] C'est-à-dire à la nourriture mêlée de garance et à la nourriture ordinaire.

[3] *Mém. de l'Acad. des sciences* 1742.

second chapitre de cet ouvrage. Je ne parle ici que de celles sur les oiseaux.

Ces expériences sur les oiseaux ont été faites comparativement avec de la *garance d'Alsace*, de la *garance d'Avignon* et de l'*alizarine ;* et, pour être plus sûr des substances que j'employais, c'est au savant chimiste M. Robiquet que je les ai demandées.

Dans mes expériences, la garance a été mêlée en poudre aux aliments ordinaires de l'animal : c'est ce mélange de la garance avec les aliments ordinaires que j'appelle *régime de la garance*. J'avertis aussi que les pigeons dont je me suis servi étaient de très-jeunes pigeons, des pigeons de deux ou trois semaines au plus.

§ III.

La pièce n° 2[1] est le squelette d'un pigeon qui a été soumis pendant quatorze jours au *régime de la garance d'Avignon*. Les os sont d'un beau rouge, mais d'un rouge bien moins foncé que ceux du squelette n° 3.

Cependant ce squelette n° 3[2] est celui d'un pigeon qui n'a été soumis au *régime de la garance d'Alsace* que pendant six jours. Et cette moindre intensité d'action de la *garance d'Avignon*, par rapport à la *garance d'Alsace*, s'est reproduite dans toutes mes expériences. Il m'a toujours fallu un temps plus long et une dose de substance plus forte pour obtenir un résultat donné avec la *garance d'Avignon* qu'avec la *garance d'Alsace ;* et même, comme on en voit un exemple dans les deux squelettes que je compare ici, le résultat définitif a toujours été moins prononcé avec la *garance d'Avignon* qu'avec la *garance d'Alsace*.

[1] Voyez planche I, fig. 2.
[2] Même planche, fig. 3.

La pièce n° 1[1] est le squelette d'un pigeon dont les aliments ont été mêlés, pendant deux jours, avec de l'*alizarine*[2]. L'animal n'a pris, en tout, que deux ou trois grammes à peu près[3] d'*alizarine ;* et ses os néanmoins sont très-rouges, quoique d'un rouge moins foncé, plus terne que ceux du pigeon soumis au *régime de la garance d'Alsace,* lequel, à la vérité, a été soumis à ce *régime de la garance d'Alsace* pendant six jours.

J'ai, dans ma collection, le squelette d'un pigeon dont les aliments ont été mêlés, pendant un jour seulement, avec de l'*alizarine*[4] ; et les os, quoique moins rouges encore que dans le pigeon précédent, sont néanmoins d'un rouge très-prononcé.

Dans les expériences qui précèdent, la garance n'avait été donnée à l'animal que mêlée avec les aliments ordinaires. J'ai, dans ma collection, le squelette d'un pigeon à qui la *garance d'Alsace* a été donnée seule. L'animal en a pris quarante grammes en deux repas, de vingt grammes chacun. Pendant les premières vingt-quatre heures, il n'y a point eu d'effet sur les os[5] ; le jabot et l'œsophage étaient fortement contractés, et à ce point qu'il a été impossible, pendant assez longtemps, de faire boire l'animal. Ce pigeon est mort au bout de cinquante-deux heures. Les os sont d'un rouge très-foncé.

J'ai fait conserver, dans tous ces squelettes, les cartilages, les li-

[1] Voyez planche I, fig. 1.

[2] *Extrait alcoolique de garance en poudre.* L'*alizarine* en cristaux ne m'a jamais donné de résultat : l'animal rendait ces petits cristaux avec les excréments.

[3] Je dis *à peu près*, car, quelque attention qu'on y mette, il se perd toujours beaucoup de matière. Il en reste aux parois du vase dont on se sert, on en laisse tomber en gorgeant l'animal ; souvent on la retrouve dans le jabot, etc., etc.

[4] *Extrait alcoolique de garance hydraté.*

[5] Je suis, dans mes expériences, les effets de la garance, en découvrant de temps en temps quelque point d'un os superficiel, d'un os de l'avant-bras, par exemple.

gaments, des portions de périoste. On ne peut se lasser d'admirer cette précision avec laquelle la *garance* atteint, découvre, décèle toutes les parties osseuses et respecte toutes les autres. Tous les os sont rouges, et les os seuls ; les ligaments, les tendons, les cartilages, conservent leur couleur ordinaire. Dans chaque os, tout ce qui est encore cartilage garde sa couleur ordinaire ; dans chaque cartilage, tout ce qui déjà est os a pris la couleur rouge.

§ IV.

La figure n° 4 de la Planche II, représente l'os hyoïde, le larynx et la trachée-artère du pigeon soumis à la *garance d'Avignon*[1]. Toutes les parties de l'hyoïde, d'ailleurs si fines et si déliées dans les jeunes pigeons, sont teintes du plus beau rouge. Dans le larynx, la plaque osseuse antérieure, qui répond au cartilage thyroïde des mammifères, est également du plus beau rouge; enfin, tout ce qu'il y a de points d'ossification dans les anneaux de la trachée-artère, et particulièrement dans les deux derniers, voisins de la bifurcation des bronches, est aussi très-rouge.

Et voici quelque chose de plus curieux encore. Je disais tout-à-l'heure d'après Duhamel que, les os mis à part, aucune partie ne se colore, ni les viscères (le cœur, les poumons, le foie, les reins, etc.), ni les muscles, ni les membranes, ni les cartilages, ni les tendons, etc.; et ce que je disais d'après Duhamel, toutes mes expériences le confirment.

Cependant Duhamel avait cru apercevoir un commencement de coloration dans quelques parties de l'œil. « Les yeux de ces animaux « (des animaux soumis au régime de la garance), les yeux de ces ani-

[1] Voyez planche I, n° 2.

« maux encore vivants paraissaient, dit-il, rouges comme ceux de quel-
« ques perroquets. Je crus, ajoute-t-il, après les avoir disséqués, qu'il
« n'y avait de teint que la capsule, ou plutôt le chaton qui reçoit le
« cristallin[1]..... »

J'ai vu aussi dans tous les pigeons soumis au *régime de la garance*, un cercle rouge autour de l'iris; et la dissection m'en a bientôt révélé le siége. Ce cercle qui se colore en rouge, et qui est la seule partie de l'œil qui se colore en rouge (car, ni le cristallin, ni sa capsule, ni le corps vitré, ni sa membrane, etc., ne changent jamais de couleur), est ce cercle de petites pièces osseuses qui, dans l'œil des oiseaux, se trouve entre les deux lames de la partie antérieure de la cornée. Aussi les yeux des mammifères, soumis à l'action de la garance, n'offrent-ils jamais de cercle rouge, parce que en effet il n'y a pas de cercle osseux dans leur cornée.

Les pièces 4 et 5[2] montrent sur des yeux de pigeons, le cercle osseux de la cornée devenu rouge par l'action de la garance.

Nous pouvons donc conclure aujourd'hui, et avec plus de certitude encore que Duhamel, que, dans les animaux nourris avec la garance, les os seuls se colorent, mais que tout ce qui est os, quelque fin, quelque délié, quelque délicat qu'il soit, se colore.

§ V.

Rapidité de l'action de la garance.

Je passe à des considérations d'un autre genre.

Belchier avait vu les os d'un coq soumis au *régime de la garance*, devenir rouges au bout de seize jours; et cette promptitude d'action

[1] *Mém. de l'Acad. des scienc.* 1739.

[2] Planche I, fig 4 et 5.

l'avait étonné. Duhamel ne tarda pas à reconnaître qu'il faut bien moins de temps pour rougir les os. Il obtint des os très-rouges en trois jours; il en obtint d'un *rose vif* en trente-six heures, et de *couleur de chair* (je me sers de ses expressions) en vingt-quatre heures.

Les pièces n°s 1 et 2 de la Planche II, offrent, sous ce rapport, des résultats plus frappants encore.

La pièce n° 1 est le squelette d'un pigeon qui n'a fait qu'un seul repas de *garance d'Alsace*, et que je n'ai laissé survivre que vingt-quatre heures à ce repas unique. Cependant tous les os sont du rouge le plus vif.

La pièce n° 2 est le squelette d'un pigeon qui n'a fait aussi qu'un seul repas de *garance;* et que, de plus, je n'ai laissé survivre que cinq heures à ce repas. Les os sont moins rouges que ceux du précédent; et cependant ils sont encore très-rouges. J'ajoute que l'animal n'a pris, dans ce repas unique, que six grammes de garance.

Ainsi, pour que la garance ait parcouru toutes les voies organiques de la nutrition, pour qu'elle ait pénétré, pour qu'elle se soit incorporée dans le tissu intime des parties, et jusque dans les os, c'est-à-dire jusque dans les parties les plus profondes de l'économie, il n'a fallu que cinq heures de temps.

§ VI.

Je rappelle que ces résultats ont été obtenus sur des pigeons de deux à trois semaines au plus. Les résultats les plus prompts l'ont été sur des pigeons de quinze à seize jours. Des pigeons adultes, au contraire, offrent à peine un commencement de coloration après plusieurs jours du *régime de la garance*, et toujours l'effet de la garance est d'autant plus faible que l'animal est plus vieux, et, par conséquent, que son *ossification* est terminée depuis plus longtemps. De vieux pigeons, après dix-huit et même vingt-deux jours du *régime de la garance,* ne m'ont offert, dans les os, aucune trace de coloration.

La pièce n° 3 de la Planche II, est le squelette d'un pigeon adulte, qui a été soumis au régime de la garance pendant plusieurs mois, et dont les os sont à peine de couleur rosée.

CHAPITRE II.

Développement des os en grosseur.

§ I.

Je n'ai parlé, dans le précédent chapitre, que de mes expériences sur les oiseaux. J'expose, dans celui-ci, les principaux résultats de mes expériences sur les mammifères.

On a vu, par mes expériences sur les oiseaux, avec quelle rapidité la garance rougit les os. Mes expériences sur les mammifères montrent comment la *coloration des os,* ou plutôt comment les *couches osseuses colorées* disparaissent peu à peu, et quelle est la marche qu'elles suivent pour disparaître.

Duhamel avait cru d'abord que la coloration des os se dissipait, dès qu'on suspendait l'usage de la garance; et il se trompait. Il crut ensuite que la coloration des os, une fois acquise, ne disparaissait plus; et, dans le sens où il l'entendait, il se trompait encore. La coloration, une fois acquise, ne disparaît plus; mais les couches colorées disparaissent; et c'est ce que Duhamel n'a pas vu.

Il dit, dans son premier Mémoire : « L'expérience me confirma « que le changement de nourriture (la cessation de l'usage de la « garance) faisait évanouir la couleur des os [1]. »

Il soupçonna plus tard, quand il en fut venu à sa théorie de l'accroissement des os par couches successives et superposées, que « les « couches rouges pouvaient bien être restées, et que si on ne les « apercevait plus à la superficie des os, c'était parce qu'elles étaient « recouvertes par des couches osseuses blanches qui s'étaient formées « depuis la cessation de l'usage de la garance [2] »; soupçon qui fut, pour lui, un trait de lumière, et auquel il dut le fait, sans contredit, le plus important de tout son travail. Voici comment il rend compte lui-même de ce beau fait.

« Trois cochons, dit-il, furent destinés à éclaircir mes doutes.

« Le premier qui était âgé de six semaines, fut nourri pendant un « mois avec la nourriture ordinaire, dans laquelle on mettait tous « les jours une once de garance; au bout du mois on supprima la « garance, et l'ayant nourri à l'ordinaire pendant six semaines, on « le tua.

« Je sciai transversalement les os de ses cuisses et de ses jambes, « et j'eus le plaisir de m'assurer que j'avais bien prévu ce qui devait « arriver. La moëlle était environnée par une couche d'os blanc « assez épaisse; c'était la portion d'os qui s'était formée pendant les « six semaines que ce cochon avait vécu d'abord sans garance.

« Ce cercle d'os blanc était environné par une zone aussi épaisse « d'os rouge; c'était la portion d'os qui s'était formée pendant l'u- « sage de la garance.

« Enfin cette couche rouge était recouverte par une couche assez

[1] *Mém. de l'Acad. des scienc.* 1739.

[2] *Mém. de l'Acad. des scienc.* 1742.

« épaisse d'os blanc ; c'était la couche d'os qui s'était formée depuis « qu'on avait retranché la garance à cet animal.

« Le second animal était âgé de deux mois quand on le mit à « l'usage de la garance ; on lui en donna pendant un mois ; puis on « le remit aux aliments ordinaires ; enfin, on lui donna encore pen- « dant un mois de la garance, et on le tua.

« Les os de la jambe de cet animal avaient alternativement deux « couches blanches et deux couches rouges, parce qu'on l'avait re- « mis deux fois à l'usage de la garance.

« A l'égard du troisième, il a été traité comme celui dont je viens « de parler, excepté qu'on a fini par le remettre à l'usage de la « nourriture ordinaire pendant plusieurs mois, ce qui fait que ses os « sont recouverts par une couche blanche, et qu'il faut les scier « pour découvrir les deux couches rouges [1]. »

§ II.

Tout, dans ces trois expériences de Duhamel, est à remarquer. On avait vu, par les expériences de son premier Mémoire, qu'entre toutes les parties de l'économie animale, la garance n'atteint que les os. On voit, par celles-ci, que, dans les os mêmes, la garance n'atteint que les portions d'os qui se forment. Tout ce qui, dans un os, se forme [2] pendant l'usage de la garance devient rouge ; tout ce qui était formé avant l'usage de la garance, conserve sa couleur ordinaire. La garance démêle donc, dans chaque os, les parties nouvelles des parties anciennes, les parties qui se forment des parties formées : elle suit, pas à pas, le progrès de l'ossification ; elle marque la véritable marche de l'accroissement des os.

[1] *Mém. de l'Acad. des scienc.* 1742.

[2] A parler plus rigoureusement, *est en état de formation*. Cette distinction que je ne fais qu'énoncer ici, sera développée plus loin.

Or, cette véritable marche de l'accroissement des os consiste dans la formation de couches successives et superposées. Et cette succession, cette superposition de couches sont ici de toute évidence. L'os de l'animal qu'on nourrit de garance se revêt d'une couche rouge; l'os de l'animal qui, après avoir été nourri de garance, est rendu à la nourriture ordinaire, se revêt d'une couche blanche, laquelle se place sur la couche rouge. C'est donc par couches qui se superposent, par couches qui se forment les unes par-dessus les autres, que les os croissent.

Mais cette *suraddition*, cette *superposition* de couches, est-ce là tout ce qui se passe pendant l'accroissement des os? Non sans doute. A mesure que les parois des os s'accroissent par la *suraddition* de couches externes, leur canal médullaire s'accroît par la *résorption* des couches internes. Ce sont là deux faits, desquels Duhamel n'a vu que le premier, et qui, réunis, constituent tout le mécanisme du développement des os en grosseur [1].

§ III.

La pièce n° 3 de la Planche IV, est une portion du fémur d'un jeune porc de quatre à cinq semaines, qui n'a été soumis au *régime de la garance* [2] que pendant vingt-quatre heures. Et néanmoins cette portion de fémur (comme au reste tous les os du squelette auquel elle appartient et que j'ai dans ma collection), est déjà d'une couleur rose. C'est un nouvel exemple (et le premier de ce genre dans les mammifères) de la rapidité avec laquelle la garance agit sur les os.

La pièce n° 4 est une portion de fémur d'un jeune porc du même âge que le précédent, mais qui a été soumis au *régime de*

[1] Le développement en longueur fera l'objet d'un autre chapitre.

[2] Garance mêlée à la nourriture ordinaire. Voyez le précédent chapitre.

la garance pendant un mois. Cette portion de fémur (comme tous les os du squelette auquel elle appartient) est du plus beau rouge.

Enfin, la pièce n° 5 est une portion de fémur d'un jeune porc qui, après un mois du *régime de la garance*, a été rendu à la nourriture ordinaire pendant un mois et demi. Cette portion de fémur est blanche à l'extérieur, comme tous les os du squelette auquel elle appartient, et pour apercevoir, dans ces os, ce qui reste encore de la coloration produite par la garance, il faut enlever les couches blanches qui recouvrent les couches rouges.

Je dis que *tous ces os sont blancs à l'extérieur;* et ils le sont, en effet, dans la plus grande partie de leur étendue. Mais quelques points sont demeurés rouges. Et ces points demeurés rouges sont précisément ceux dont l'ossification était le plus avancée [1] au moment où l'animal a été rendu à la nourriture ordinaire; ceux qui se sont le moins développés depuis, ceux qui, par conséquent, ont eu le moins à se recouvrir de nouvelles couches, et de couches blanches puisque l'animal n'a plus été soumis au *régime de la garance*.

J'ai réuni dans cette Planche IV une série de portions d'os longs, sciés en travers. La pièce n° 3, est, comme je l'ai déjà dit, une portion de l'un des fémurs d'un jeune porc [2], animal qui a été soumis au *régime de la garance*, pendant quelques heures. On y voit deux cercles, un extérieur rouge et un intérieur blanc.

La pièce n° 4 est une portion du fémur d'un jeune porc qui a été soumis au *régime de la garance* pendant un mois. Toute l'épaisseur de l'os est rouge, sauf une mince couche interne qui est blanche [3].

[1] La même chose arrive quand l'os se colore en rouge. Les points de l'os, complétement formés, restent blancs.

[2] Tous les animaux soumis à ces expériences étaient du même âge, de quatre à cinq semaines à peu près.

[3] Cette mince couche, interne et blanche, est tout ce qui reste de ce qui formait l'os avant

La pièce n° 5 est une portion du fémur d'un jeune porc qui, après un mois du *régime de la garance*, a été rendu au régime ordinaire pendant un mois et demi, et il y a trois cercles : un interne, très-mince et blanc; un intermédiaire, plus épais et rouge; et un externe blanc.

La pièce n° 6 est une portion du fémur d'un porc qui, après un mois du *régime de la garance*, a été rendu au régime ordinaire pendant trois mois; et il n'y a plus que deux cercles : un interne rouge et un externe blanc.

Enfin, la huitième et la neuvième pièces sont les deux portions du fémur d'un porc qui, après un mois du *régime de la garance*, a été rendu au régime ordinaire pendant six mois; et la dixième pièce est une portion du cubitus du même porc. Dans le fémur, le cercle rouge est très-mince; déjà même il y manque dans quelques points; et dans le cubitus, ce cercle rouge manque partout[2].

Ainsi donc, le cercle rouge est d'abord extérieur; puis il est placé entre deux cercles blancs; puis il devient tout-à-fait interne, et le cercle blanc qu'il recouvrait a disparu; puis il disparaît à son tour.

A mesure donc que l'os se recouvre de nouvelles couches par sa face externe, par celle qui répond au périoste proprement dit, il en perd d'autres par sa face interne, par celle qui répond à la membrane médullaire : double travail de *suraddition externe* et de *résorption interne*, dans lequel consiste, comme je l'ai déjà dit, tout le mécanisme de l'accroissement des os, et qui est ici démontré aux yeux[3].

le régime de la garance. J'ai trouvé cette couche interne et blanche, reste de l'ancien os, beaucoup plus épaisse dans d'autres expériences. La rapidité de la *résorption* varie beaucoup, même à égalité d'âge, d'un individu à l'autre.

[1] Ou du moins, à peine subsiste-t-il quelques traces du cercle intérieur, primitif et blanc.

[2] Voyez, pour quelques autres détails, l'explication même des figures de cette IVe planche.

[3] Je ne parle pas ici du mécanisme particulier selon lequel se forme le *tissu spongieux*, le *tissu intérieur* de l'os. Ce mécanisme particulier fera l'objet d'un autre chapitre.

§ IV.

Dans l'accroissement des os en grosseur, il y a deux faits : l'accroissement en épaisseur des parois mêmes de l'os, et l'élargissement de son canal ; et ces deux faits sont simultanés. Plus les parois de l'os prennent de l'épaisseur, plus le canal s'élargit. C'est là ce qui embarrassait Duhamel.

Il expliquait très-bien l'accroissement en épaisseur des parois de l'os par la *suraddition des couches externes*, qu'il avait vue. Mais, comme il ne s'était pas aperçu de la *résorption par les couches internes*, il ne savait comment expliquer l'élargissement du canal médullaire, du canal de l'os.

« Sitôt, dit-il, qu'on sait que le canal médullaire augmente de « diamètre, on peut en conclure que les lames osseuses s'étendent[1]. » Il dit encore : « La superaddition des lames osseuses ne peut « servir à rendre raison de l'agrandissement du canal médullaire, il « faut donc que l'extension des lames osseuses concoure à l'augmen- « tation de grosseur des os[2]. »

Pour expliquer l'agrandissement du canal médullaire, Duhamel imagine donc une prétendue *extension des lames osseuses;* mais il ne l'imagine que parce qu'il ignore la cause réelle, c'est-à-dire la *résorption*. Il entoura l'os d'un jeune pigeon d'un anneau de fil d'argent, placé immédiatement sur le périoste. Or, au bout de quelque temps, l'anneau qui, primitivement, recouvrait l'os, se trouva recouvert par l'os[3]. Duhamel explique ce singulier renversement des choses par

[1] *Mém. de l'Acad. des scienc.* 1743.

[2] Ibid.

[3] Ibid. « J'entourai l'os d'un pigeonneau vivant, dit Duhamel, avec un anneau de fil d'ar- « gent qui était placé sous les tendons et sur le périoste ; je laissai cet anneau pour recon- « naître ce qui arriverait aux couches osseuses déjà formées, supposé qu'elles vinssent à s'é-

l'*extension* des lames osseuses, par leur *rupture vis-à-vis l'anneau*, par leur rejonction par-dessus cet anneau; et chacun voit que toute son explication ne roule que sur une suite de suppositions gratuites. Il n'y a eu ni *extension*, ni *rupture* des lames osseuses. Toute la portion d'os, entourée d'abord par l'anneau, a disparu; toute celle qui l'a entouré plus tard, s'est formée depuis. Il s'est fait un os nouveau à la place de l'os ancien, ou plutôt par-dessus l'os ancien.

§ V.

Je ne fais qu'indiquer ici la théorie de Duhamel.

Selon Duhamel, tout l'os vient du périoste. « Les lames du périoste, dit-il, « d'abord membraneuses, deviennent ensuite car« tilagineuses, et elles acquièrent enfin la dureté des os[1]. » Il dit encore : « Les os croissent en grosseur par l'addition des couches « osseuses qui tirent leur origine du périoste[2]. »

Les trois points qui constituent la théorie de Duhamel, sont : la *suraddition des couches externes*, *l'extension des lames osseuses*, et la *formation de l'os aux dépens des lames du périoste*. Or, de ces trois points, le premier est un fait; et ce fait vient d'être prouvé; le second n'est qu'une supposition gratuite; le troisième sera examiné plus tard.

« tendre, car je pensais que mon anneau était plus fort qu'il ne fallait pour résister à l'effort « que ces lames osseuses feraient pour s'étendre; il résista en effet, et les couches osseuses « qui n'étaient pas encore fort dures, ne pouvant s'étendre vis-à-vis l'anneau, se coupèrent. « Ce qui prouve bien l'extension des couches osseuses, c'est qu'ayant disséqué la partie, je « trouvai que le diamètre de l'anneau n'était pas plus grand que celui du canal médul« laire. »

[1] *Mém. de l'Acad. des sciences*, 1743.

[2] Ibid.

CHAPITRE III.

Développement des os en longueur.

§ Ier.

Je me suis servi, dans le précédent chapitre, de l'action de la garance, pour suivre la marche de l'accroissement des os en grosseur. C'est ce que Duhamel, c'est ce que J. Hunter avaient déjà fait avant moi, du moins en partie. Mais ni Duhamel, ni J. Hunter n'avaient songé à profiter de l'action de la garance pour démêler et suivre la marche de l'accroissement des os en longueur.

Et cependant l'action de la garance ne donne pas moins l'accroissement des os en longueur que leur accroissement en grosseur. On peut s'en assurer par les pièces que j'ai fait représenter dans la planche IV.

§ II.

La pièce n° 12 de cette planche est l'humérus (scié en long) d'un jeune porc.

L'animal a d'abord été soumis au *régime de la garance*[1] pendant un mois; puis il a été rendu à la nourriture ordinaire pendant quatre mois; enfin, il a été soumis, de nouveau, au *régime de la garance* pendant un mois; et il a été tué.

L'humérus, scié en long, offre, selon toute sa longueur, trois lignes ou couches parfaitement distinctes : une interne, rouge; une intermédiaire, blanche; et une externe, rouge.

La couche interne est la portion d'os qui s'était formée pendant le

1 *Régime de la garance*, c'est-à-dire garance mêlée à la nourriture ordinaire. Voyez les deux précédents chapitres.

régime de la garance[1]; l'intermédiaire est la portion d'os formée pendant l'usage de la nourriture ordinaire; et l'externe est la portion d'os formée pendant le second et dernier *régime de la garance.*

Mais, ce qui nous importe surtout ici, où il s'agit de démêler et de suivre, comme je viens de le dire, l'accroissement de l'os en longueur, c'est que, si l'on examine les deux extrémités de l'os, tant la supérieure que l'inférieure, on y voit deux masses ou portions de tissu spongieux ou réticulaire, juxta-posées et parfaitement distinctes l'une de l'autre par leur couleur.

La première de ces masses, celle qui touche au canal médullaire, est blanche[2]; et la seconde, celle qui termine l'os, est rouge.

Or, de ces deux masses, l'interne ou la plus ancienne, puisqu'elle répond aux quatre mois du régime ordinaire[3], est blanche; et la terminale ou la plus nouvelle, puisqu'elle répond au dernier *régime de la garance*, est rouge. Donc les os croissent en longueur, en allant du centre aux extrémités, par masses ou couches qui se juxtaposent, comme ils croissent en grosseur, en allant de dedans en dehors, par lames ou couches qui se superposent.

La pièce n° 13 est une portion de *fémur* du même porc.

Le corps de l'os a été scié en travers, et l'on y voit très-dis-

[1] Cette couche rouge est *actuellement* la couche la plus ancienne; mais elle avait été précédée par une autre, laquelle était blanche (car l'animal ne se nourrissait pas encore de garance), et a disparu par la résorption.

[2] Il y avait eu précédemment une couche rouge plus interne que la couche blanche actuelle, et qui répondait au premier *régime de la garance*, mais qui a déjà disparu par la résorption; car la résorption marche très-vite dans le tissu spongieux des os.

[3] La couche plus ancienne encore, et qui répondait au premier *régime de la garance*, a disparu par la résorption.

tinctement trois cercles ou couches : une interne, rouge[1], qui répond au premier *régime de la garance;* une intermédiaire, blanche, qui répond aux quatre mois de la nourriture ordinaire; et une externe, rouge, qui répond au dernier *régime de la garance.*

J'ai, dans ma collection, les deux extrémités de ce même os, sciées en long, et elles offrent deux masses distinctes : l'une interne et blanche, qui s'est formée pendant les quatre mois de la nourriture ordinaire; l'autre externe ou terminale et rouge, qui s'est formée pendant le dernier *régime de la garance.* Une masse plus ancienne, et qui s'était formée pendant le premier *régime de la garance,* a déjà disparu par la résorption.

Des deux masses qui restent, la plus ancienne est donc la plus interne; la plus nouvelle est la plus externe. Les os croissent donc en longueur par couches qui se juxta-posent, comme ils croissent en grosseur par couches qui se superposent.

L'os n° 14 est l'*humérus* d'un jeune porc qui, après un mois du *régime de la garance,* a été rendu à la nourriture ordinaire pendant six mois. Cet *humérus* a été scié en long; et l'on y voit, selon toute sa longueur, deux lignes ou couches, l'une interne, très-mince et rouge, l'autre externe, très-épaisse et blanche. La couche interne et rouge, presqu'entièrement résorbée sur quelques points, est celle qui s'était formée pendant le *régime de la garance;* la couche externe et blanche, beaucoup plus épaisse, est toute la portion d'os qui s'est formée pendant les six mois de la nourriture ordinaire. Voilà pour l'accroissement de l'os en grosseur.

Pour juger tout aussi sûrement de l'accroissement en longueur, il

[1] Le cercle qui avait précédé la couche qui existait et qui formait l'os avant le premier *régime de la garance,* a disparu par la résorption. Voyez les deux précédents chapitres.

suffit de remarquer que la couche rouge ne règne que sur le corps de l'os, et que tout ce qui est extrémité est blanc.

Or, ce qui est extrémité, ce qui est blanc, est ce qui s'est fait depuis que le *régime de la garance* a cessé : ce qui est blanc est ce qui s'est fait après ce qui est rouge, puisque le *régime de la garance* avait précédé la nourriture ordinaire ; c'est donc par leurs extrémités que les os s'allongent.

Les os des fig. 1, 2, 12 et 14 sont des os sciés en long. Et partout, dans tous ces os, la couche rouge marque par sa limite, et quelle était la longueur de l'os au moment où le *régime de la garance* a cessé, et quelle est l'étendue de la portion d'os qui s'est formée depuis que l'animal a été rendu à la nourriture ordinaire.

C'est donc, encore une fois, par couches externes et juxta-posées que les os croissent en longueur, comme c'est par couches externes et superposées qu'ils croissent en grosseur. En d'autres termes, et en un seul mot, c'est par l'addition de nouvelles couches, déposées à la surface externe des couches déjà formées, que l'accroissement des os s'opère.

L'action de la garance donne donc l'accroissement des os en longueur, comme il donne leur accroissement en grosseur.

§ III.

Il est singulier que Duhamel et J. Hunter ne s'en soient pas aperçus, eux qui, d'ailleurs, pour découvrir et pour démontrer l'accroissement des os en longueur, ont imaginé des expériences si ingénieuses et susceptibles d'une si grande précision.

Duhamel perça le *tibia* d'un jeune poulet[1] de plusieurs trous, placés à une égale distance les uns des autres. Au bout d'un certain temps, la position respective des trous n'avait pas changé ; tout l'ac-

[1] Je choisis cette expérience de Duhamel entre plusieurs autres, parce que, de toutes celles

croissement s'était fait aux extrémités de l'os, et par-delà les trous. Voici cette belle expérience de Duhamel, qui n'a pas été assez remarquée, et que lui-même a mal comprise[1].

« On choisit, dit-il, un poulet d'environ six semaines; l'os de sa « jambe avait deux pouces de longueur; on le perça avec un foret à « un demi-pouce de l'articulation du pied; on fit un autre trou un « demi-pouce plus haut; enfin, on fit un troisième trou encore « un demi-pouce plus haut; et ce dernier trou était éloigné de « l'articulation du genou d'un demi-pouce; de sorte que toute la « longueur de l'os était divisée par demi-pouces.

« Je fis passer un fil d'argent dans chacun de ces trous, et on « en fit des anneaux qui embrassaient la moitié des chairs ou des « muscles de la jambe.

« Ce poulet fut tué sept semaines après qu'on lui avait piqué l'os « de la jambe......; et alors l'os tibia avait trois pouces de lon- « gueur au lieu de deux qu'il avait au commencement de l'expé- « rience.

« Il est question de savoir, continue Duhamel, à quelle partie de « cet os s'est fait cet allongement, et c'est ce qu'il est aisé de con- « naître par le moyen des trous qui divisaient l'os de sa jambe en « quatre parties égales. Le premier qui, au commencement de l'ex- « périence, était à six lignes de l'extrémité inférieure, était à la fin « de l'expérience à neuf lignes; ainsi l'os s'était allongé de trois lignes « en cet endroit. Le deuxième trou était, à la fin de l'expérience,

qu'il a faites dans cette vue, c'est celle qui se rapproche le plus de l'expérience décisive de J. Hunter. Voyez le mémoire de Duhamel sur la *Crue des os suivant leur longueur*. *Mém. de l'Acad. des scienc.* année 1743.

[1] Trompé par d'autres expériences faites sur des animaux plus jeunes, et dans lesquelles il avait cru voir les *trous* s'éloigner, *plus ou moins*, les uns des autres : *moins* à la partie moyenne, et *plus* aux extrémités. D'où il concluait que les os s'allongent *dans toutes leurs parties*, mais surtout dans leurs *parties extrêmes*. Voyez son mémoire déjà cité.

« comme au commencement, à six lignes du premier et du troi« sième trou ; il n'y avait donc eu aucun allongement entre le « premier et le troisième trou. Mais, ce troisième trou qui, au « commencement de l'expérience, était éloigné de six lignes de « l'extrémité supérieure du tibia, en était éloigné à la fin de quinze « lignes; ainsi il y avait neuf lignes d'allongement à cette partie...»

L'expérience de J. Hunter brille par plus de clarté encore. Le *tibia* d'un jeune porc fut percé de deux trous. L'intervalle de ces deux trous fut exactement mesuré. Au bout de plusieurs mois, l'animal fut tué. Il avait beaucoup grandi, son *tibia* s'était fort *allongé;* et cependant l'intervalle entre les deux trous était resté le même[1]. Que l'on consulte les expériences mécaniques ou les expériences par la garance, il faut donc toujours conclure que c'est par leurs extrémités, et par leurs extrémités seules, que les os s'allongent.

§ IV.

Je reviens à mes expériences par la garance, et je cherche à voir, d'une vue générale, le mécanisme singulier par lequel les os croissent et se développent.

Or, ce mécanisme du développement des os consiste évidemment dans une *mutation continuelle* de toutes les parties qui les composent. Cet os que je considère et qui se développe n'a plus, en ce moment, aucune des parties qu'il avait il y a quelque temps, et bientôt il n'aura plus aucune de celles qu'il a aujourd'hui. Et, dans tout ce renouvellement perpétuel de matière, sa forme change très-peu. Là est une des premières et fondamentales lois qui régissent les

[1] Voyez *Transactions of a Society for the improvement of medical and chirurgical knowledge*, t. 2, p. 277 : *Experiments and Observations on the growth of bones*, etc.

organismes. Dans tout ce qui a vie, la forme est plus persistante que la matière.

Buffon l'avait déjà remarqué. « Ce qu'il y a, dit-il, de plus cons-« tant, de plus invariable dans la nature, c'est l'empreinte ou le « moule de chaque espèce ; ce qu'il y a de plus variable et de plus « corruptible, c'est la substance[1]. »

Georges Cuvier s'est plu à développer cette belle idée. « Dans les « corps vivants, dit-il, aucune molécule ne reste en place ; toutes « entrent et sortent successivement : la vie est un tourbillon conti-« nuel, dont la direction, toute compliquée qu'elle est, demeure « constante, ainsi que l'espèce des molécules qui y sont entraînées, « mais non les molécules individuelles elles-mêmes ; au contraire, la « matière actuelle du corps vivant n'y sera bientôt plus, et cepen-« dant elle est dépositaire de la force qui contraindra la matière fu-« ture à marcher dans le même sens qu'elle. Ainsi, la forme de ces « corps leur est plus essentielle que la matière, puisque celle-ci « change sans cesse, tandis que l'autre se conserve[2]. »

On peut dire que cette grande vue de la *mutation continuelle de la matière*, fruit d'une méditation abstraite plus encore que des faits mêmes pour Buffon et pour Cuvier, se convertit en un fait matériel dans mes expériences par la garance.

Si je considère, en effet, l'accroissement en grosseur sur un de ces os que j'ai représentés dans la planche IV, sur l'humérus de ce jeune porc qui, après avoir été soumis au *régime de la garance* pendant un mois, a été rendu à la nourriture ordinaire pendant six mois, je vois à l'intérieur une couche rouge ; mais, avant que cette couche rouge se fût formée, il en existait une autre qui

[1] Buffon : *Histoire du Cerf.*

[2] *Rapport historique sur les progrès des sciences naturelles.*

était blanche et qui a déjà disparu. Cette couche rouge, qui est à présent la plus ancienne, était donc naguère la plus nouvelle; et, quand elle était la plus nouvelle, elle qui bientôt ne sera plus, toutes les couches blanches, qui se sont formées depuis, n'existaient pas encore.

L'accroissement en longueur me donne les mêmes faits, et peut-être de plus surprenants encore. Les extrémités de l'os, ce qu'on appelle ses *têtes*, changent complétement pendant qu'il s'accroît. En effet, la *tête* ou extrémité de l'os qui se trouvait au point où finit la couche rouge, et qui avait alors elle-même une couche rouge, n'est plus; elle a été résorbée; et celle qui est maintenant n'existait pas alors; elle s'est formée depuis.

Tout change donc, dans l'os, pendant qu'il s'accroît. Toutes ses parties paraissent et disparaissent; toutes sont, successivement, formées et résorbées; et chacune, comme le dit admirablement Georges Cuvier, est *dépositaire*, tandis qu'elle existe, de la *force* qui *contraint* celle qui lui succède, et à *marcher dans le même sens qu'elle*, et à revêtir sa forme.

§ V.

Le squelette n° 3 de la Planche I est celui d'un jeune pigeon qui n'a été soumis au *régime de la garance* que pendant six jours. Les os sont du rouge le plus vif.

La pièce n° 3 de la Planche II est le squelette d'un pigeon adulte qui a été soumis au même régime pendant plusieurs mois; et cependant les os sont à peine de couleur rosée.

Le mouvement par lequel s'opère l'accroissement dans le jeune animal, se continue donc dans l'animal adulte, puisque les os de l'animal adulte se colorent par la garance; mais il ne s'y continue que très-ralenti, puisque, après plusieurs mois du *régime de la garance,* les os de l'animal adulte sont beaucoup moins colorés que ceux du jeune animal après quelques jours seulement de ce régime, et je pourrais dire même, en rappelant les expériences du premier chapitre de cet ouvrage[1], après quelques heures.

L'action de la garance transforme donc en faits qui peuvent être suivis à l'œil, la marche de l'accroissement des os. Elle marque même, et la rapidité première et le ralentissement progressif de ce mouvement que Georges Cuvier appelle le *tourbillon vital,* et par lequel toutes les parties des os se renouvellent et se succèdent.

CHAPITRE IV.

Formation et résorption des couches osseuses.

§ Ier.

On a vu, par mes précédentes expériences, quel est le mécanisme précis selon lequel s'opère le développement des os.

Il y a, dans un os qui se développe, deux faits à expliquer : l'accroissement en épaisseur des parois mêmes de l'os, et l'accroissement du canal médullaire.

Or tout os a deux faces, l'une externe et l'autre interne. Du côté de l'externe s'ajoutent sans cesse de nouvelles couches, addition qui fait l'accroissement en épaisseur des parois de l'os; du côté de l'interne sont résorbées sans cesse des couches anciennes, résorption qui fait l'accroissement du canal médullaire.

Il y a donc, dans tout os, deux faces à phénomènes inverses et

[1] Voyez ci-dessus, p. 21.

opposés, et, si je puis ainsi dire, un *endroit* et un *envers :* un *endroit* par lequel il reçoit sans cesse des molécules nouvelles, et un *envers* par lequel il perd sans cesse les molécules anciennes.

L'os se forme donc par couches, il est résorbé par couches; mais quel est le mécanisme particulier de cette *formation* et de cette *résorption*? Question nouvelle, et dont la solution réelle, la solution complète aura été, pour la première fois peut-être, tentée dans ce chapitre.

Je pose en fait que le véritable rôle du périoste dans la formation des os, malgré tout ce qui a été écrit sur ce sujet depuis Duhamel, n'est point connu. Pour ce qui concerne la résorption, on est bien moins avancé encore. On ne sait pas même s'il y a un organe particulier pour ce phénomène. J. Hunter a beau dire qu'*il n'est pas plus difficile de concevoir la résorption par les vaisseaux absorbants que la formation par les artères*. Une explication aussi vague n'explique rien[1].

Sans doute il faut toujours poser l'action générale, et des artères pour la formation, et des vaisseaux absorbants, soit lymphatiques, soit veineux[2], pour la résorption. Mais, indépendamment de cette action générale et commune, il faut ici une action spéciale et déterminée; il faut un appareil particulier pour la formation; il faut un appareil particulier pour la résorption; et, je le répète, le premier de ces appareils a été à peine indiqué jusqu'ici, le second n'a pas même été soupçonné encore.

[1] C'est ce qu'Alexandre Macdonald avait déjà remarqué. Voici ce qu'il dit : *J. Hunterus credit partes solidas absorberi actione, uti vocat, contraria actioni arteriarum qua formantur.; et difficultatem fugit dicendo, æque difficile esse animo concipere, vasis absorbentibus os removeri, ac arteriis os formari.* Alex. Macdonald, *Disputatio inauguralis de necrosi ac callo*, 1799.

[2] Surtout *veineux*, si l'on en juge du moins par les dernières expériences sur l'absorption.

§ II.

L'opinion de Duhamel sur le rôle que joue le périoste dans la formation des os, est connue de tout le monde. Selon Duhamel, l'os n'est que le périoste ossifié.

« J'ai tâché d'établir, dit-il, que les os croissent en grosseur par « la suraddition des couches du périoste, lesquelles, en s'ossifiant, « forment l'épaississement des parois du canal médullaire[1]. »

Il dit ailleurs : « Le fait n'est pas douteux ; sûrement les lames du « périoste s'ossifient et contribuent[2] à l'augmentation de grosseur « des os[3]. »

Il dit encore : « Les os commencent par n'être que du périoste, « car je regarde les cartilages comme un périoste fort épais[4]. »

Il dit enfin : « Les os augmentent en grosseur par l'addition de « lames très-minces qui faisaient partie du périoste avant que d'être « adhérentes aux os, avant que d'en avoir acquis la dureté[5]. »

Parle-t-il du *cal?* Voici comment il s'exprime. « J'ai fait voir, « dit-il, que le *cal* n'est point, comme on le croyait, un épanche- « ment de suc osseux, mais qu'on en est redevable à l'épaississement « et à l'ossification de plusieurs lames du périoste qui forment une es- « pèce de virole osseuse, laquelle assujettit les bouts d'os rompus ; « j'ai fait voir que ces lames du périoste qui étaient membraneuses,

[1] Voyez *Mémoire sur les os*, p. 111, *Mém. de l'Acad. des scienc.* année 1743.

[2] *Contribuent*, parce qu'il suppose le concours de l'*extension*, laquelle, comme je l'ai prouvé, n'est qu'une supposition gratuite.

[3] Duhamel, *IVe Mémoire sur les os*, p. 101. *Mém. de l'Acad. des scienc.* année 1743.

[4] *VIe Mémoire sur les os*, p. 315. *Ibid.* 1743.

[5] *IVe Mémoire sur les os*, p. 88.

« deviennent ensuite cartilagineuses, et qu'elles acquièrent enfin « la dureté des os[1]. »

« C'est le périoste, dit-il encore, qui après avoir rempli la plaie « des os, ou s'être épaissi autour de leurs fractures, prend ensuite la « consistance de cartilage et acquiert enfin la dureté des os[2]. »

Telle est donc l'opinion formelle de Duhamel : l'ossification n'est que la transformation du périoste en os.

§ III.

J'ai répété toutes les expériences de Duhamel. J'ai vu, comme lui, tantôt le périoste entourer les bouts fracturés de l'os, et, en s'ossifiant, former autour de ces bouts fracturés, une sorte de *virole osseuse*, tantôt pénétrer entre ces bouts fracturés, et, en s'ossifiant encore, les unir l'un à l'autre par une sorte de continuité osseuse[3]. J'ai vu, comme lui, le périoste s'épaissir, se tuméfier d'abord; puis, les lames internes de ce périoste tuméfié se transformer en cartilage; et puis ces lames cartilagineuses se transformer en os.

Comment se fait-il donc qu'une opinion si nettement exprimée, et fondée sur des expériences si sûres, n'ait pas été généralement admise, ou plutôt, et à parler plus exactement, comment se fait-il que, à commencer par Haller, elle ait été combattue par presque tous les physiologistes?

1 *IIIe Mémoire sur les os*, p. 355 : *Mém. de l'Acad. des scienc.* année 1742.

2 *Ier Mémoire sur les os*, p. 107. *Ibid.* année 1741.

3 « J'ai quelquefois remarqué, dit Duhamel, que l'épaississement du périoste qui enve- « loppe les fractures se prolongeait pour remplir l'intervalle qui se trouve entre les bouts « d'os rompus, précisément comme j'ai dit que le périoste s'allongeait pour remplir les « petites plaies d'os; or, cette interposition est bien propre à rendre l'union de l'os plus « exacte qu'elle ne le serait, si les os n'étaient assujettis que par la virole osseuse.... » *Ier Mémoire sur les os*, p. 108. *Mém. de l'Acad. des scienc.* année 1741.

Je n'hésite pas à le dire : c'est que ces physiologistes, pour juger l'opinion de Duhamel, se sont bornés à répéter ses expériences mêmes, et que ces expériences n'étaient pas, à beaucoup près, les plus propres à résoudre la difficulté. Pour mon compte, j'avais déjà répété toutes les expériences de Duhamel, que la plupart de mes doutes subsistaient encore. Il fallait donc agrandir et varier le champ de l'expérience. Il fallait surtout se faire une idée plus juste des expériences qu'on employait.

Vous fracturez un os, et vous croyez avoir produit un fait simple. Mais vous n'avez pu rompre l'os sans rompre le périoste, et par conséquent les vaisseaux de ce périoste, et très-souvent aussi les vaisseaux des parties voisines. De là effusion de lymphe, de sang ; puis endurcissement de cette lymphe et de ce sang épanchés ; et, en un mot, tout ce qui se rapporte au prétendu *cal provisoire*.

Le véritable *cal* est une portion d'os nouvelle. Et, comme on le verra bientôt, cette portion d'os nouvelle résulte de l'ossification d'une portion du périoste. Le prétendu *cal provisoire* est un fait étranger à la formation de l'os proprement dite. Le prétendu *cal provisoire* n'est que le résultat de la rupture des vaisseaux, soit du périoste, soit des parties voisines.

Pour démêler, pour saisir le vrai mécanisme de la formation du *cal*, ou, à parler plus généralement, de la formation des os, il fallait donc des expériences dans lesquelles on ne touchât ni au périoste, ni aux parties voisines, ni par conséquent aux vaisseaux de ce périoste et de ces parties. Je dis plus : il ne fallait pas même toucher à l'os, du moins à la face de l'os qui répond au périoste. Car, en effet, c'est entre cette face de l'os et le périoste que doivent se passer tous les phénomènes qu'on se propose d'observer.

Or, ce mode expérimental dans lequel on ne touche ni au périoste, ni à la face de l'os qui répond au périoste, ni, à plus forte raison, aux parties voisines, ce sont les expériences de Troja qui me l'ont fourni.

On connaît ces grandes et belles expériences. Troja sciait un os long en travers, un os des membres par exemple; et puis, portant un stylet dans le canal médullaire de cet os, il en détruisait toute la membrane. Au bout de quelque temps, l'os dont la membrane médullaire avait été détruite, tombait en nécrose; et, tout autour de cet os nécrosé, il se formait un os nouveau.

Or, dans cette expérience, n'est-il pas évident qu'on ne touche qu'à la membrane médullaire et à la face interne de l'os? On ne touche ni à la face externe de l'os, ni au périoste, c'est-à-dire à aucune des deux parties entre lesquelles doit se passer le phénomène qu'il s'agit d'observer.

Ce sont des expériences faites à la manière de Troja qui m'ont permis enfin de juger, et, si je ne me trompe, de confirmer la théorie de Duhamel. Mais ces expériences ne s'en sont pas tenues là. Tout en me donnant, dans le périoste externe, l'appareil de la formation des os, elles m'ont donné, dans la membrane médullaire ou périoste interne, l'appareil de leur résorption.

Il y a donc, dans les os, un appareil de formation, et c'est le périoste externe; il y a un appareil de résorption, et c'est la membrane médullaire ou périoste interne; et ces deux propositions sont démontrées, je crois, jusqu'à la dernière évidence par les pièces que j'ai fait représenter dans les Planches V et VI.

La pièce n° 1 de la Planche V est la moitié d'un radius de bouc, scié en long.

Ce radius est un os entièrement nouveau; et, dans cet os nouveau, se trouve enfermé de toute part un os ancien, un os nécrosé, un os dont la membrane médullaire avait été détruite.

Voici comment l'expérience qui m'a fourni ce résultat, beaucoup plus complet qu'aucun de ceux obtenus par Troja lui-même, a été conduite. Troja[1], et tous ceux qui ont répété ses expériences, nommément Alexandre Macdonald[2], le plus habile de tous, Troja, dis-je, et tous ceux qui sont venus après lui, commençaient par scier en travers l'os dont ils voulaient détruire la membrane médullaire, c'est-à-dire qu'ils commençaient par pratiquer l'amputation du membre. Il n'y avait donc qu'une portion d'os qui fût conservée, qui fût soumise à l'expérience, et qui par conséquent pût se reproduire. Le reste de l'os et du membre était perdu.

J'ai voulu, dans mon expérience, conserver l'os entier. Je me suis donc borné à pratiquer un trou sur le radius; et puis, portant un stylet, par ce trou, dans le canal médullaire, j'en ai détruit toute la membrane. Ainsi, tout l'os a été conservé, et tout l'os a pu se reproduire.

C'est en effet ce qui a eu lieu. Le radius, conservé tout entier, s'est reproduit tout entier[3].

Et ce n'est pas tout. Tout comme il s'est formé un os entièrement nouveau, il s'est formé aussi une membrane médullaire entièrement nouvelle.

Quant à l'os ancien, il est enfermé de toute part, comme je viens de le dire, dans l'os nouveau; mais il y est mobile, mais il en est séparé partout par la nouvelle membrane médullaire, et déjà même il est en partie résorbé, en partie détruit par elle, car c'est elle qui, comme on le verra bientôt, constitue l'organe particulier de la résorption des os.

Le radius que je décris ici, examiné de dehors en dedans, et sur

[1] *De novorum ossium, in integris aut maximis, ob morbos, deperditionibus, regeneratione experimenta*, 1775.

[2] *Disputatio inauguralis de necrosi ac callo*, 1799.

[3] Voyez planche V, fig. 1, 2 et 3.

la coupe[1], offre donc d'abord, le périoste, puis l'os nouveau, puis la membrane médullaire nouvelle, puis l'os ancien, et, dans l'os ancien, les débris de la membrane médullaire ancienne, de la membrane médullaire qui a été détruite.

Lors donc qu'on détruit la membrane médullaire d'un os entier, cet os entier meurt, et il se forme, tout autour de cet os mort, un os nouveau qui l'embrasse de toutes parts.

De plus, l'os nouveau est absolument semblable à l'os ancien; il en reproduit la forme, la structure, et jusqu'aux plus petits détails de forme et de structure[2].

Enfin, il se forme une nouvelle membrane médullaire, tout comme il s'est formé un os nouveau; et l'os ancien, contenu dans l'os nouveau, est peu à peu détruit et résorbé par cette membrane.

La pièce n° 2 est la seconde moitié du radius que je décris. Mais on a séparé, de cette moitié, l'os ancien, l'os nécrosé, l'os qui formait séquestre. Il ne reste donc plus ici que la nouvelle membrane médullaire et l'os nouveau.

Enfin, la pièce n° 3 est ce même os ancien et nécrosé, séparé, comme je viens de le dire, de la seconde moitié du radius nouveau.

Cet os ancien est vu ici par sa face externe. Or, on remarquera, d'abord, que cette face externe est tout usée, toute corrodée, et l'on remarquera ensuite que le corps seul de l'os subsiste; les deux extrémités, tant la supérieure que l'inférieure, ont déjà disparu, détruites et résorbées par la membrane médullaire.

La pièce n° 4 est la moitié d'un radius de cochon, scié en long.

L'animal avait été opéré de la même manière que le précédent;

[1] Planche V, fig. 1.

[2] Le radius que j'examine, comparé au radius de l'autre jambe du même animal, s'est trouvé seulement plus gros. C'est qu'il contenait l'os ancien sur lequel il s'était formé.

mais il a survécu beaucoup moins longtemps à l'expérience. Aussi, d'une part, l'os nouveau n'est-il pas encore entièrement formé, et, de l'autre, la résorption de l'os ancien est-elle beaucoup moins avancée.

On voit, dans l'intérieur de la pièce n° 4, l'os ancien et nécrosé, l'os dont la membrane médullaire a été détruite.

Autour de cet os ancien est une membrane épaisse, laquelle est la membrane médullaire nouvelle; et, entre cette membrane médullaire nouvelle et le périoste, également très-épais, se forme l'os nouveau dont l'ossification n'est encore complète que sur quelques points.

La pièce n° 5 est la seconde moitié de ce même radius, dont on a ôté l'os ancien, l'os nécrosé et qui formait le séquestre.

Tout, dans la pièce que j'examine en ce moment, est à remarquer.

Dans les points où le nouvel os est déjà formé, cet os nouveau se trouve placé entre le périoste et la nouvelle membrane médullaire. Dans les points où il ne paraît pas encore, ces deux membranes (la membrane médullaire nouvelle et le périoste) sont unies l'une à l'autre, et semblent n'en faire qu'une; et cette membrane, qui paraît unique, est pourtant très-facilement divisible en plusieurs lames ou feuillets distincts.

Enfin, et ceci est plus remarquable encore, à la face interne de la membrane médullaire nouvelle se voit un tissu d'un aspect singulier, ou plutôt une surface toute parsemée de petits mamelons et de petits creux. C'est par cette surface, tour à tour creuse et mamelonnée, que la membrane médullaire nouvelle agit sur l'os ancien, le saisit, le ronge et finit par le résorber.

Et ce que je dis est démontré aux yeux par la pièce n° 6.

Cette pièce n° 6 est l'os ancien, retiré de la pièce même que je viens de décrire.

Or, cet os ancien, vu par sa face externe, est tout usé, tout corrodé; et, ce qui paraîtra sans doute plus décisif encore, c'est que partout l'érosion de l'os répond aux points de la nouvelle membrane médullaire à surface tour à tour creuse et mamelonnée, c'est que partout à chaque creux de l'os répond un mamelon de la membrane médullaire, et à chaque creux de la membrane médullaire une saillie de l'os.

§ V.

Les pièces que je viens de décrire montrent :

1° Que la destruction de la membrane médullaire d'un os est suivie, d'abord, de la mort de cet os, et ensuite de la formation d'une membrane médullaire nouvelle et d'un os nouveau;

2° Que l'os nouveau se forme entre la membrane médullaire nouvelle et le périoste;

3° Que cette membrane médullaire nouvelle et ce périoste ne forment d'abord qu'une seule et même membrane, très-épaisse, et divisible en plusieurs feuillets;

4° Que la membrane médullaire nouvelle, d'abord unie au périoste, s'en sépare peu à peu, et par l'interposition même de l'os nouveau, lequel, comme il vient d'être dit, se forme entre ces deux membranes;

5° Que le tissu de la membrane médullaire nouvelle, d'abord très-épais, très-dense, comme on le voit dans les pièces n° 4 et 5, et fort semblable au tissu fibreux du périoste, alors très-épais aussi, prend peu à peu une texture plus délicate, plus fine, se remplit de sucs, et présente enfin une membrane médullaire nouvelle, tout aussi régulière, tout aussi parfaite que la primitive, comme on le voit dans les pièces n° 1 et 2;

Et 6° que la face interne de la membrane médullaire nouvelle, tour à tour creuse et mamelonnée, dissout et ronge peu à peu l'os ancien et finit par le résorber.

La membrane médullaire des os est donc l'appareil de leur résorption.

§ VI.

Tels sont les faits qui résultent des pièces que je viens d'examiner. Les pièces qui suivent jettent un jour nouveau sur ces premiers faits; car elles en donnent la succession, la marche, et, si je puis ainsi dire, la génération complète.

Mais je commence par avertir que les expériences auxquelles ces nouvelles pièces sont dues, ont toutes été faites à la manière de Troja et de Macdonald, c'est-à-dire qu'on a commencé sur chaque animal soumis à l'expérience, par pratiquer l'amputation du membre. Après cela, un stylet a été porté dans le canal médullaire de l'os scié en travers, et la membrane médullaire a été détruite.

Quatre lapins ont été opérés de la manière que je viens de dire.

De ces quatre lapins, le premier a été tué 72 heures, le second 96 heures, le troisième 7 jours, et le quatrième 8 jours après l'opération.

La pièce n° 7 est le tibia du premier lapin, du lapin qui n'a survécu que 72 heures à l'opération.

Je viens de le dire, et il sera inutile de le répéter pour les pièces suivantes, ce tibia avait été scié en travers, et la membrane médullaire en avait été totalement détruite.

Sur la pièce que j'examine, le périoste a été fendu longitudinalement, et détaché ensuite de l'os par la dissection.

Or, sur la face externe et sur le bout inférieur de l'os, mis à nu, se voit une petite couche blanche de consistance cartilagineuse. Cette couche cartilagineuse, déjà même ossifiée sur quelques points, est le commencement du tibia nouveau.

Mais, ce qu'il importe surtout de remarquer ici, c'est que cette couche cartilagineuse, germe d'un os nouveau, se continue avec le périoste, devenu très-épais, qu'elle en émane et qu'elle le suit, ou ne s'en détache qu'avec déchirure, quand on fait effort pour l'en séparer.

Dans la pièce n° 8 le fait que j'indique en ce moment, se montre avec plus d'évidence encore. Cette pièce est le tibia du lapin qui a survécu 96 heures à l'expérience.

D'abord, la couche cartilagineuse a beaucoup plus d'étendue; elle recouvre l'os entier; et, en second lieu, elle se continue, de la manière la plus manifeste, avec le périoste.

Ainsi donc, lorsque la membrane médullaire d'un os a été détruite :

1° Le périoste, auquel pourtant il n'a point été touché, s'épaissit et se gonfle;

2° Il se forme sur la face externe de l'os ancien une couche cartilagineuse ;

3° Cette couche cartilagineuse émane du périoste et ne peut en être détachée que par déchirure ;

Et 4° cette couche cartilagineuse est le premier germe de l'os nouveau.

Ainsi donc, l'os se forme dans le cartilage ; le cartilage est formé par le périoste ; l'ossification n'est donc que la transformation du périoste en os.

La pièce n° 9 est le tibia du lapin qui a survécu 7 jours à l'opération.

Une portion d'os nouveau est déjà formée vers le bout inférieur de l'os ancien, et ce n'est pas seulement un os nouveau qui paraît en ce point, c'est, de plus, une membrane médullaire nouvelle, qui déjà paraît aussi, et qui déjà, partout où l'os nouveau est complétement formé, le sépare complétement de l'os ancien.

Enfin, la pièce n° 10, c'est-à-dire le tibia du lapin qui a survécu 8 jours à l'opération, offre un os nouveau entièrement formé; et, dans cet os nouveau, une membrane médullaire nouvelle; et, dans cette nouvelle membrane médullaire, l'os ancien, déjà presque[1] partout séparé par elle de l'os nouveau.

On le voit donc : un rapport constant lie la production d'une nouvelle membrane médullaire à la production d'un nouvel os. A mesure qu'il se forme un os nouveau, il se forme une nouvelle membrane médullaire. Mais d'où provient cette membrane médullaire nouvelle?

§ VII.

Elle provient du périoste. On a vu, dans les pièces n°s 4 et 5, la membrane médullaire nouvelle tenir au périoste. On voit ici, dans les pièces n°s 9 et 10, le périoste, parvenu au bout inférieur de l'os, au bout scié, se replier et se porter entre les deux os, l'ancien et le nouveau, pour y former la membrane médullaire. Et cette continuité de la membrane médullaire et du périoste, se voit encore mieux dans la pièce n° 11.

On a détaché, sur cette pièce, le périoste et la membrane médullaire dans une certaine étendue; et, dans toute cette étendue, on voit ces deux membranes se continuer l'une avec l'autre de la manière la plus complète.

Le périoste ne forme donc pas seulement l'os nouveau; il forme,

[1] Je dis *presque*, parce que, sur cette pièce, la membrane médullaire n'est pas encore, en effet, complétement formée.

quoique par un mécanisme très-distinct, et l'os nouveau et la membrane médullaire nouvelle.

La pièce n° 12 est une portion de radius de bouc. Sur cette portion d'os, le périoste avait été entièrement détruit, et il s'y était entièrement reproduit.

On voit, sur cette pièce, une lame d'os qui se continue avec une lame de périoste. Une même lame est ainsi, os sur un point, et périoste sur l'autre.

La pièce n° 13 est une portion du tibia d'un lapin, portion d'os sur laquelle il avait été pratiqué un trou.

On voit sur cette pièce, d'un côté, le trou de l'os qui subsiste encore; et, de l'autre, un prolongement du périoste qui pénétrait dans ce trou, et qui, en s'ossifiant, l'aurait rempli.

§ VIII.

Il ne me reste plus qu'à examiner deux pièces. Ces deux pièces, marquées des n°s 14 et 15, sont les deux moitiés du tibia d'un canard.

Sur les animaux de mes premières expériences, c'est la membrane médullaire qui avait été détruite et le périoste qui était resté intact. Aussi, l'os qui s'était formé, s'était-il formé du côté du périoste et à l'extérieur de l'os ancien.

Sur le canard dont je parle en ce moment, j'ai fait une expérience inverse. La membrane médullaire a été respectée, et tout le périoste a été détruit. Aussi l'os nouveau s'est-il formé du côté de la membrane médullaire et dans l'intérieur de l'os ancien.

Les deux pièces n°s 14 et 15, montrent d'abord le périoste qui s'est entièrement reproduit; et ensuite l'os nouveau, contenu dans l'os ancien.

Lorsque le périoste externe a été détruit, la membrane médullaire, ou *périoste interne,* partage donc le privilége du *périoste externe* et le remplace, jusqu'à un certain point, pour la reproduction et la formation des os.

La Planche VIII présente une série de pièces qui mettent, dans tout son jour, ce fait non moins curieux que nouveau, savoir, que le périoste interne a, dans certains cas, le privilége de produire et de former l'os[1].

§ IX.

Je tire, des expériences contenues dans ce chapitre, ces quatre conclusions générales :

1° Il y a, dans les os, un appareil de formation, et cet appareil est le périoste;

2° Il y a un appareil de résorption, et cet appareil est la membrane médullaire;

3° La membrane médullaire, ou périoste interne, n'est qu'une continuation du périoste externe ;

4° Le périoste interne produit l'os dans certains cas, comme le périoste externe le produit généralement.

Je n'ai traité, dans ce chapitre, que du mécanisme général de la formation des os; je traiterai, dans le suivant, du mécanisme particulier de la formation du *cal.*

[1] On verra même bientôt que la membrane médullaire, ou *périoste interne*, est l'organe producteur *du tissu spongieux*, ou de la portion intérieure de l'os.

CHAPITRE V.

Formation du cal.

§ I.

La formation du cal n'est qu'un cas particulier du cas général de la formation des os. Avoir donné le mécanisme de la formation des os, comme je l'ai fait dans le précédent chapitre, c'est donc avoir donné aussi, et par cela même, le mécanisme de la formation du cal.

Le cal est une portion d'os, et cette portion d'os se forme comme l'os entier. C'est le périoste qui produit le cal, comme il produit l'os.

Or, on a déjà vu comment le périoste produit l'os; il ne reste donc plus qu'à faire voir comment il produit le cal.

§ II.

Quatre opinions principales ont successivement régné sur la formation du cal. Les deux premières sont celles qui ont précédé Duhamel; la troisième est celle de Duhamel lui-même; la quatrième est celle de Haller.

Voici comment Duhamel rend compte des opinions qui régnaient avant lui.

« On se contente d'admettre ordinairement, dit-il, que cette « grosseur osseuse qu'on nomme le cal, et qui réunit les os fracturés, « est formée par un épanchement de suc osseux qu'on suppose qui « transsude ou de l'os même, ou des parties voisines, et l'on croit

« que ce suc osseux soude l'un à l'autre les deux bouts d'os rompus « à peu près comme les plombiers soudent avec de l'étain deux « bouts de tuyau[1]. »

« D'autres, ajoute-t-il, ont cru qu'outre cet épanchement du suc « osseux, les extrémités des fibres osseuses rompues s'allongeaient « et se joignaient les unes aux autres à peu près comme le font les « parties molles[2]. »

D'après ces deux opinions, la réunion des bouts d'os rompus se faisait donc, soit par le simple épanchement d'un suc osseux, soit par cet épanchement combiné avec l'allongement des fibres osseuses. Telles étaient les idées reçues, avant Duhamel, sur la formation du cal.

§ III.

Duhamel ne tarda pas à s'en faire d'autres.

Dès ses premières expériences, tantôt fracturant les os, tantôt se bornant à pratiquer sur ces os de simples trous, il vit toujours le périoste ou s'ossifier autour des bouts d'os fracturés pour les unir par une sorte de *virole osseuse*, ou pénétrer entre ces bouts pour les unir par une sorte de *continuité osseuse*[3], ou s'enfoncer enfin dans les trous des os pour remplir ces trous.

Et voici les conclusions qu'il tira de ces faits.

« Ces expériences, dit-il, lèvent, je crois, les principales diffi- « cultés qu'on avait sur la réunion des fractures et sur la formation

[1] *Observations sur la réunion des fractures des os*, Ier *Mémoire*, p. 99. *Mém. de l'Acad. des scienc.* année 1741.

[2] *Ibid.* p. *id.*

[3] Voyez ce que j'ai déjà dit là-dessus dans le chapitre précédent.

« des cicatrices qui opèrent la guérison des plaies des os; car si on « avait peine à concevoir que des fibres dures et roides, comme le « sont celles des os, fussent capables de s'allonger, de s'étendre, et « de se souder les unes aux autres, on a lieu d'être satisfait quand on « voit que ce sont les fibres molles, ductiles et expansibles du pé- « rioste qui se gonflent, qui prêtent, qui s'allongent, qui se « soudent[1]. »

« On ne sera point non plus en peine, continue-t-il, de savoir « d'où transsude le suc osseux qu'on croyait nécessaire pour former « le cal, puisqu'on voit que c'est le périoste qui, après avoir rem- « pli les plaies des os, ou s'être épaissi autour de leurs fractures, « prend ensuite la consistance de cartilage, et acquiert enfin la du- « reté des os[2]. »

Il n'y a donc, selon Duhamel, ni *suc osseux épanché*, ni *allongement des fibres osseuses :* le cal n'est que l'*endurcissement du périoste*[3].

§ IV.

A peine cette opinion de Duhamel fut-elle connue, que Haller se hâta de la combattre; et, s'il est permis de le dire, il se hâta trop.

Alexandre Macdonald l'a déjà remarqué : on voit trop, dans Haller, le parti pris de combattre les idées de Duhamel. « Aussi, « ajoute Alexandre Macdonald, paraît-il beaucoup plus occupé

[1] *Observations sur la réunion des fractures des os*, Ier *Mémoire*, p. 107. *Mém. de l'Acad. des scienc.* année 1741.

[2] *Ibid.* p. *id.*

[3] Ce sont ses propres expressions. *Ibid.* p. *id.*

« d'accommoder les expériences à son opinion que son opinion aux « expériences[1]. »

La plupart des objections de Haller ne portent pas plus, au reste, contre l'opinion de Duhamel, qu'elles ne porteraient contre toute autre opinion quelconque.

Par exemple, après avoir dit que « l'état primordial de l'os est « celui d'une glu[2], et que la formation des os est due à la coagula- « tion et à l'endurcissement d'un suc[3], » Haller fait à Duhamel cette objection :

« Je ne comprends pas, lui dit-il, que la dure-mère ait pu for- « mer un os aussi composé que l'est l'os pierreux, ni que la mem- « brane tendre et délicate de la coquille, ou des canaux demi-cir- « culaires, ait pu servir de moule à l'os pierreux ou lui imprimer ses « spirales et ses contours[4]. »

Duhamel aurait pu lui demander s'il comprenait mieux, lui Haller, comment ces *canaux*, ces *contours*, ces *spirales*, avaient pu se for- mer par l'endurcissement d'une *glu*, ou la coagulation d'un *suc*.

Voici une autre objection de Haller, laquelle accuse peut-être plus de précipitation encore.

« Les couches osseuses, dit-il, qui se forment dans un animal « nourri de garance sont rouges, et le périoste reste blanc, donc les « couches osseuses ne sont point formées par le périoste[5]. »

[1] *Si opinionem præclari hujus physiologi de ossium formatione animo contemplemur, non possumus non existimare illum præjudicatam opinionem, contra sententiam Hamelii accepisse, ideoque experimenta ad opinionem, potius quam opinionem ad experimenta animo accomodasse.* Alex. Macdonald, *Disput. inaug. de necrosi ac callo*, p. 38.

[2] Voyez, dans les *Mémoires sur les os*, réunis par Fougeroux, les mémoires de Haller et de Dethleef, sur la *Formation des os*, p. 181.

[3] P. 148.

[4] *Ibid.* p. 149.

[5] *Ibid.* Ier *Mémoire de Fougeroux*, p. 24.

Fougeroux lui répond très-bien : « En faisant un raisonnement « tout pareil, je dirais : la grande apophyse du sternum des oiseaux « ne prend aucune teinte de rouge tant qu'elle est cartilagineuse, « quoique ces animaux usent dans leurs aliments de beaucoup de « garance ; l'apophyse du sternum des oiseaux, lorsqu'elle est con- « vertie en os, prend très-bien, au contraire, la teinture de la ga- « rance ; donc l'apophyse du sternum des oiseaux n'est pas formée « par le cartilage qui en occupait la place[1]. »

En effet, le cartilage ne rougit pas plus[2] que le périoste ; et si l'argument avait quelque force contre le périoste, il n'en aurait pas moins contre le cartilage. Or, le cartilage se transforme en os ; Haller n'en doutait pas. La *non-coloration* ne prouve donc pas plus contre le périoste qu'elle ne prouve contre le cartilage.

Mais, venons à des propositions plus précises, à des assertions plus raisonnées, plus réfléchies de Haller.

Selon Haller, « le cal de l'os est formé par un suc gélati- « neux qui suinte des extrémités fracturées de l'os, surtout de la « moëlle, et qui s'épanche autour de la fracture[3]. »

Il affirme, d'un autre côté, que « le périoste n'a aucune part à la « réunion des os, qu'il ne fait pas partie du cal, qu'il n'est pas at- « taché au cal[4]. »

Telles sont les deux propositions fondamentales de Haller.

Par la première, il établit sa théorie. Par la seconde, il veut renverser la théorie de Duhamel.

Chacune de ces propositions mérite donc un examen sérieux.

[1] *Ibid.* p. 24.

[2] Le cartilage ne rougit, comme je l'ai déjà dit bien des fois, qu'en recevant le *sel terreux*, le *phosphate calcaire*, c'est-à-dire qu'en *s'ossifiant*.

[3] *Mémoires sur les os*, réunis par Fougeroux. *Mémoire de Haller*, p. 174.

[4] *Ibid.* p. 175.

§ V.

Haller veut que la formation de l'os, que la formation du cal, ne soient que l'endurcissement d'un *suc gélatineux*[1]. C'est là sa théorie ; et c'est aussi, à de très-légères modifications près, celle de presque tous les physiologistes qui sont venus après lui.

On peut en juger par ces paroles de Béclard.

« Dans la réunion d'une fracture, il y a successivement, dit Bé-« clard, agglutination des fragments par un liquide organisable dont « le sang fournit les matériaux ; ossification de ce liquide infiltré tout « autour de la fracture, tant à l'intérieur qu'à l'extérieur ; enfin « réunion vasculaire et osseuse entre les fragments eux-mêmes[2]. »

Je n'ai pas besoin de faire remarquer que ce *liquide organisable*[3] qui, successivement, s'épanche, s'ossifie et réunit les fragments osseux, n'est que le *suc gélatineux* de Haller. La théorie la plus récente, la théorie actuelle n'est donc au fond, comme je viens de le dire, que celle de Haller.

Or, on a vu, par le précédent chapitre, ce qu'il faut penser de cette théorie. Dans les expériences, faites à la manière de Troja, il n'y a pas de *suc épanché* entre le périoste et l'os; et cependant, entre le périoste et l'os, un nouvel os se forme; la forma-

[1] « Ce suc, dit-il, s'épaissit, devient une gelée tremblante, passe par d'autres degrés de « consistance, et devient à la fin cartilagineux. » *Ibid. Mémoires de Haller*, p. 174.

[2] Béclard, *Anatomie générale*, p. 521.

[3] Ou, comme on s'exprime plus communément aujourd'hui, *lymphe organisable*. Duhamel avait aussi vu cette *lymphe sanguinolente* (c'est l'expression dont il se sert); mais il la compare très-judicieusement « aux épanchements qui se font dans toutes les occasions où il « arrive rupture de vaisseaux. » *Mémoires sur les os*, recueillis par Fougeroux. *Second Mémoire de Fougeroux*, p. 123.

tion de l'os n'est donc pas le simple endurcissement, la simple ossification d'un *suc*.

Je passe à la seconde proposition de Haller. L'examen de cette proposition fera même l'objet principal de ce chapitre.

§ VI.

Haller dit que « le périoste n'a aucune part à la réunion des os, « qu'il ne fait pas partie du cal, qu'il n'est pas attaché au cal. »

Voilà ce que dit Haller. Mais les pièces marquées, dans la pl. VII, des n°s 6, 7, 8, 9, 10, 11, 12, 13 14, 15 et 16 prouvent toutes le contraire.

Les deux pièces, n°s 9 et 10, sont les deux moitiés d'un radius de chien[1]. L'os a été scié en long. L'animal avait été opéré le 27 juin : quinze jours après l'opération, il fut tué.

Or, la matière qui forme le cal, la matière qui réunit les bouts rompus de l'os, est déjà cartilagineuse; et cette matière cartilagineuse tient, de la manière la plus évidente, au périoste.

Et quand je dis *tient*, je m'exprime mal. Si elle ne faisait que *tenir*, si elle ne faisait *qu'adhérer*, on pourrait conserver du doute. Mais elle *se continue* avec le périoste; mais, en plus d'un point, elle est encore le périoste même; et le doute n'est plus possible.

Les pièces n°s 11 et 12, sont les deux moitiés du radius d'un autre chien. L'os est toujours scié en long. L'animal n'a survécu à l'opération, c'est-à-dire à la fracture de l'os, que douze jours.

Aussi le cal n'est-il pas encore complétement cartilagineux. C'est le périoste même qui pénètre entre les bouts d'os rompus, et qui les unit l'un à l'autre.

[1] Ce chien, ainsi que les deux qui suivent, était âgé d'environ six semaines au moment de l'opération.

Il faut en dire autant des pièces nos 13 et 14. Ces deux pièces sont les deux moitiés d'un cubitus de chien.

L'animal n'a également survécu que douze jours à l'opération; et la matière du cal n'est également qu'à demi-cartilagineuse. Ce n'est encore qu'un fibro-cartilage; mais ce fibro-cartilage se continue de la manière la plus complète, d'une part, avec le périoste, et de l'autre, avec les bouts d'os rompus.

Les deux pièces nos 15 et 16, sont les deux moitiés d'un radius de pigeon.

L'animal avait été nourri avec de la garance, et l'os est rouge.

Ces deux pièces sont une preuve nouvelle et plus décisive encore, s'il est possible, de ce que je viens de dire.

L'animal était adulte, et il a survécu à la fracture de l'os à peu près un mois.

Or, sur les deux moitiés de cet os, scié en long, on voit à l'endroit de la fracture, le périoste pénétrer entre les bouts d'os rompus, s'y transformer en fibro-cartilage, en cartilage; et, au milieu de ce cartilage qui tient au périoste, au milieu de ce périoste qui tient aux bouts d'os rompus, on voit un noyau osseux, lequel est rouge ainsi que l'os, parce que, comme je viens de le dire, l'animal avait été soumis au régime de la garance.

Enfin, la pièce n° 17 est l'humérus d'un pigeon qui, comme le précédent, a survécu à la fracture de l'os à peu près un mois.

Les bouts rompus de l'os sont unis par un fibro-cartilage déjà fort épais; et, au milieu de ce fibro-cartilage, se voit un noyau osseux, lequel est rouge ainsi que l'os, parce que l'animal avait été soumis, comme le précédent, au régime de la garance.

Je pourrais présenter encore un grand nombre de pièces, mais elles ne feraient toutes que prouver la même chose. On verrait toujours le périoste pénétrer entre les bouts d'os fracturés pour y former le fibro-cartilage qui les unit, et ce fibro-cartilage s'ossifier pour former le cal. Le cal est donc formé par le périoste.

§ VII.

Haller et ses partisans ont beau soutenir le contraire. Ici tout dépend du fait. Et si je ne me trompe point, si ces pièces que je décris en ce lieu, je les ai bien vues : le périoste produit le fibro-cartilage, et le fibro-cartilage produit le cal.

Au reste, ce fait capital, ce fait qui décide tout, ce fait de l'adhérence du périoste au cal, je ne suis pas le seul, tant s'en faut, qui l'ait revu depuis Duhamel.

Fougeroux dit : « Lorsque je disséquais le périoste, en commen-
« çant par l'extrémité de l'os, et en conduisant la dissection vers la
« tumeur, j'ai toujours été obligé d'emporter avec le périoste la
« substance en apparence mucilagineuse ou devenue cartilagineuse;
« bien plus, j'ai toujours trouvé des lames du périoste qui se per-
« daient dans le cal en partie ossifié[1]. »

On pourrait craindre, à la vérité, que Fougeroux n'eût l'esprit trop prévenu pour Duhamel. Il observait trop près de lui, pour ne pas voir un peu par ses yeux.

Mais Troja, mais Macdonald ne partageaient pas assurément la prévention de Fougeroux pour Duhamel. Ils soutiennent tous deux l'opinion de Haller, que le cal n'est dû qu'à l'endurcissement d'une matière gélatineuse. Et cependant ils conviennent tous deux, car ils sont aussi consciencieux qu'habiles, qu'ils on vu souvent le périoste tenir à cette matière.

Troja avoue qu'il n'a pas toujours réussi, quelques précautions

[1] *Mémoires sur les os*, réunis par Fougeroux. *Second Mémoire de Fougeroux*, p. 120.

qu'il ait prises, à séparer, sans déchirure, la matière cartilagineuse d'avec le périoste[1]. Il dit que cette matière paraît naître des lames du périoste[2]; que si on enlève le périoste, elle le suit; et que ces deux choses sont si unies qu'elles semblent n'en faire qu'une[3].

Macdonald dit aussi qu'il a vu le périoste tenir à la matière cartilagineuse, et y adhérer à tel point qu'on ne pouvait l'enlever sans enlever une partie de cette matière[4].

Voilà ce que disent Troja et Macdonald; et je ne ferai sur ce qu'ils disent qu'une remarque. C'est que vingt cas où le périoste aura paru ne pas se continuer avec la matière du cal ne prouvent pas, car la *discontinuité* peut-être du fait de l'anatomiste, et qu'un seul cas où l'on aura vu le périoste tenir évidemment à la matière du cal prouve, car la *continuité* ne saurait être du fait de l'anatomiste.

§ VIII.

Je termine ce chapitre en rappelant les points principaux de la théorie de Duhamel.

Duhamel dit que, dans celles de ses expériences où l'os avait été

[1] FERE SEMPER, *si excepero quando nimis sollicite procedebam, periosteum, sive internam periostei laminam, ab interna tumoris superficie secernere potui.* (*De novorum ossium, in integris aut maximis ob morbos deperditionibus, regeneratione*, etc. p. 191.)

[2] *Hæc relata crusta, primis diebus...., ex periostei laminis oriri videbatur. Ibid.* p. 76.

[3] ..... *Si profundabatur ad os usque, et ex ossis superficie sublevationis initium ducebatur, periosteum gelatina comitabatur; et unum et altera, ambo simul unita, sic videbantur continuata ut affirmare non dubitasses solum fuisse periosteum eo modo tumefactum. Ibid.* p. 49.

[4] *Materia ipsa gelatinosa renato periosteo adeo adhærebat, ut maximam ejus partem, una cum hoc detraxerim.* Alex. Macdonald, *Disput. inaug. de necrosi ac callo*, p. 55. — *Ab initio periosteum arcte cum effuso humore gelatinoso conjunctum observavimus, ità ut* HAUD RARÒ *difficillime a se invicem separarentur. Ibid.* p. 68.

percé par un trou, il a vu le périoste se porter dans ce trou et le remplir[1]. Je montre, dans la pièce n° 13[2], d'un côté le trou de l'os, et de l'autre, le prolongement du périoste qui se portait dans ce trou et le remplissait.

Duhamel dit qu'il a vu des lames en partie membraneuses et en partie osseuses[3]. Je montre, dans la pièce n° 12[4], une lame qui est os par un bout et périoste par l'autre.

Duhamel dit qu'il a vu le périoste fournir par ses lames internes les lames de l'os[5]. Je montre, dans les pièces nos 7 et 8[6], la couche cartilagineuse, premier germe du nouvel os, tenant à la lame interne du périoste.

[1] « Je pris, dit Duhamel, deux pigeonneaux, un petit chien et un jeune agneau. Je piquai assez profondément le gros os de la jambe de ces animaux..... Un des pigeonneaux « fut tué trois jours après qu'on lui eut fait les petites plaies dont je viens de parler. L'autre « pigeonneau ne fut tué que huit jours après le commencement de l'expérience. On laissa le « petit chien vivre quinze jours et l'agneau un mois.

« Dans l'examen que je fis de l'os du pigeonneau qui avait été tué le premier, je vis que le « périoste s'épaississait vis-à-vis le petit trou qu'on avait fait à l'os, et ce trou était rempli « par un bouchon que formait l'épaississement du périoste. Je disséquai cette membrane...., « et, sans la moindre difficulté, le petit bouchon sortit du trou et resta attaché au périoste, « dont on voyait clairement qu'il faisait partie.

« En disséquant le second pigeonneau, je trouvai le petit mamelon beaucoup plus adhérent à l'os.

« L'adhérence était si considérable dans le petit chien qu'il ne me fut pas possible de le « détacher de l'os..... Enfin, l'union était si parfaite à l'os de l'agneau, qu'on avait beaucoup « de peine à reconnaître l'endroit de la piqûre. » *Observations sur la réunion des fractures des os*, *Ier Mémoire*, p. 106. *Mém. de l'Acad. des scienc.* année 1741.

[2] Planche V.

[3] « Je m'assurai qu'il y avait plusieurs lames qui étaient partie périoste et partie osseuses. » *IVe Mémoire sur les os*, p. 100. *Mém. de l'Acad. des scienc.* année 1743.

[4] Planche V.

[5] « J'ai fait voir que les lames intérieures du périoste s'ossifient, et qu'elles augmentent « la grosseur des os. » *Ve Mémoire sur les os*, p. 121. *Mém. de l'Acad. des scienc.* année 1743.

[6] Planche V.

Enfin, Duhamel dit qu'il a constamment vu le périoste tenir au cal[1]; et je montre, dans les pièces nos 6, 7, 8, 9, 10, 11, 12, 13, 14, 15 et 16 de la planche VII, les preuves les plus complètes de cette assertion.

La théorie de Duhamel, théorie qui ne voit dans l'ossification que la transformation du périoste en os, me paraît donc prouvée par toutes mes expériences.

CHAPITRE VI.

Suite de l'Examen des objections de Haller.

§ I.

Il est facile de ne laisser aucune objetion de Haller sans réponse.

Il dit que « le périoste ne précède pas la formation du cal, mais « qu'il la suit, et qu'il ne renaît que lorsque le cal est bien « avancé[2]. »

La reproduction du périoste précède toujours, au contraire, la formation du cal[3].

[1] Voyez ci-dessus, p. 43, tout ce que j'ai rapporté de Duhamel, à propos du *cal*.

[2] *Mémoires sur les os*, réunis par Fougeroux : *Mém. de Haller sur la formation des os*, pag. 175.

[3] Macdonald l'avait bien vu : *Priusquam materia ossea deponi possit, ut periosteum regeneretur necesse videtur; quo regenerato, os more solito renovatur. De necrosi ac callo*, p. 71. Il dit plus loin : *Hoc vero clarissime demonstrat, periosteum ad novum os formandum plurimum conferre. Ibid.* pag. 96. Il avait déjà dit : *In omnibus experimentis in quibus periosteum a quadam ossis parte abrasum erat, periosteum renatum inveni, atque primario coalescens*, pag. 70.

Les pièces 6 et 7 de la Planche VII montrent le périoste déjà complétement reproduit; et cependant le cal ne paraît point encore.

La pièce 8 montre le périoste reproduit; et, au milieu de ce périoste reproduit, deux points d'ossification qui paraissent.

§ II.

Haller dit que « si le périoste formait les lames osseuses, on devrait, en enlevant le périoste, enlever des lames osseuses[1]. »

Et il a raison; mais c'est aussi ce qui a toujours lieu. On voit dans les pièces 1, 2 et 3 de la Planche VII, le périoste divisé en plusieurs lames; et, sur toutes ces pièces, la lame interne du périoste se continue avec la lame externe de l'os

Voilà pour le cas normal. Dans le cas de la reproduction de l'os, dans le cas de la formation du cal, le périoste tient toujours et à l'os qui se reproduit et au cal qui se forme[2] : ces deux points sont démontrés dans le chapitre qui précède; le périoste tient donc toujours à l'os.

§ III.

Haller dit : « L'ossification se fait au milieu de l'os où le périoste « n'est point adhérent[3]. »

[1] *Mémoires sur les os*, réunis par Fougeroux, etc. pag. 177.

[2] Voici encore une observation de Macdonald qui doit être ajoutée à celles que j'ai citées dans le chapitre précédent (Voyez ci-dessus, p. 52) : *Initio, hoc novum periosteum densum, sed, morbo procedente, naturaliter tenue evasit. Quin etiam ab initio* ARCTE CUM CALLO SUBJACENTE CONJUNCTUM ERAT. *De necrosi ac callo*, etc. pag. 95.

[3] *Mémoires sur les os*, réunis par Fougeroux, etc. pag. 178.

La pièce 5 de la Planche VII, est le milieu, le corps du tibia; et l'on y voit, très-manifestement, les nombreux filaments qui vont du périoste à l'os.

Haller ajoute : « En préparant des squelettes de fœtus, je cerne « le périoste en deçà de l'origine des épiphyses, parce qu'il se « déchirerait, si l'on tentait de le séparer d'elles : le reste du périoste « qui couvre le corps s'enlève avec facilité; et tous les muscles avec « lui quittent l'os, comme un gant quitte la main, sans y laisser « de lambeau ni de vestige [1]. »

Quand le périoste quitte l'os comme un gant quitte la main, c'est qu'il y a eu macération. Dans le fœtus, comme dans l'adulte, le périoste tient toujours à l'os par des filaments nombreux; pour séparer l'os du périoste, il faut toujours rompre ces filaments.

La pièce 4 de la Planche VII est le corps du fémur d'un très-jeune fœtus; et l'on y voit les filaments nombreux qui vont du périoste à l'os.

§ IV.

Haller dit : « Le périoste n'a pas ce qu'il faut pour nourrir l'os ; « il est blanc et ses vaisseaux sont invisibles, pendant que ceux du « corps de l'os sont des plus apparents. On a cru, ajoute-t-il, que « les gouttes sanglantes étaient des vaisseaux qui passent du périoste « dans l'os : elles ne le sont point; ce sont de véritables vaisseaux « qu'on ne fait que découvrir en enlevant le périoste qui les couvre « et ne les fournit pas [2]. »

Les *gouttes sanglantes*, pour me servir de l'expression de Haller,

[1] *Ibid.* pag. 178.
[2] *Ibid.* pag. 179.

sont de véritables *vaisseaux* qui se rompent, quand on détache le périoste de l'os.

Rien n'est plus certain, d'ailleurs, que le contraire de ce que prétend Haller : il dit qu'il « ne passe point de vaisseaux du périoste à « l'os. » Il passe, au contraire, un nombre infini de vaisseaux du périoste à l'os; et ces vaisseaux sont très-visibles. Ils sont aujourd'hui connus de tous les anatomistes[1]; et je les ai fait représenter (tels qu'ils paraissent, quand ils sont injectés) dans la pièce 5 de la Planche VII.

Mais, ce n'est pas tout. Des vaisseaux nombreux qui se rendent à l'os, les uns passent, pour arriver à l'os, par le périoste; les autres passent par la membrane médullaire.

« Les vaisseaux sanguins des os, dit Béclard, se distinguent en « ceux qui se ramifient d'abord dans le périoste externe, et qui « pénètrent ensuite dans les petits trous nourriciers de la sub- « stance compacte, et en ceux qui pénètrent, sans se ramifier, « dans le canal médullaire, où ils se distribuent à la membrane de « ce nom, et pénètrent ensuite par la face interne, dans la subs- « tance compacte, où ils communiquent avec les précédents, etc.[2] »

« L'usage du périoste externe, dit Macdonald, est de conduire « les vaisseaux qui forment l'os, le nourrissent, le conser- « vent, etc.[3] » — « On voit, dit-il encore, les artères passer du « périoste à l'os[4]. »

[1] « Le périoste, dit Béclard, a des vaisseaux sanguins très-nombreux. » *Eléments d'anat. génér.* pag. 448. « La surface interne du périoste, dit-il encore, est unie à l'os par d'in- « nombrables prolongements qui accompagnent les vaisseaux dans son intérieur et dans son « épaisseur. » *Ibid.* pag. 447.

[2] *Ibid.* pag. 490.

[3] *Usus periostei externi est, vasa conducere quæ os forment, nutriant ac conservent. De necrosi ac callo*, etc. p. 6.

[4] *Arteriæ....... ex periosteo ad os transire conspiciuntur. Ibid.* pag. 7.

Il dit enfin : « Les vaisseaux du périoste interne communiquent « avec les vaisseaux de l'os et du périoste externe ; » et il ajoute que « ces vaisseaux s'unissent si étroitement et dépendent tellement « les uns des autres, que l'os souffre des maladies des deux périostes, « et les deux périostes des maladies de l'os [1]. »

Cette connexion étroite des vaisseaux des deux périostes dans l'intérieur de l'os, est ici le fait capital ; car elle explique tout : et pourquoi l'os meurt, quand on détruit la membrane médullaire ou le périoste interne ; et pourquoi il se forme alors un os nouveau par le périoste externe.

Et c'est ce que Macdonald a parfaitement vu. Voici ce qu'il dit :

Dum qualis esset ossium fabrica describerem, mentionem feci, quam arcte periosteis suis os connecteretur, et quo modo valetudo unius partis ab altera penderet. Ex horum notitia, quemadmodum formetur novum os, explicandum est. Nam si medulla unà cum periosteo interno, vi pereat, inflammatio statim sequitur, et præ VASORUM CONNECTIONE, *hæc inflammatio, ossi, et periosteo præcipue externo, communicatur. Hac etiam inflammatione periosteum tumet, et, vel ex parte, vel ex toto, ab osse separatur. Hic enimvero tumor, et periostei ab osse separatio, primus, ad os formandum, gradus est*[2].

[1] *Vasa periostei interni, cum vasis ossis atque periostei externi communicant. Adeo arcte enim conjuncta sunt, atque adeo a se invicem dependent, ut, si alterutrum periosteum morbo afficiatur, cæterum quoque et os afficiantur ; et, si os male se habeat, male quoque se habeant periostea. Ibid.* p. 7.

[2] *Ibid.* pag. 65.

§ V.

J'arrive enfin à une objection de Haller, qui a dû paraître bien décisive, car il n'est pas un de ses successeurs qui ne la répète.

« Le périoste est si peu, dit-il, la matière de l'os, qu'une grande « partie des os naît sans en avoir. Je parle des noyaux osseux qui « naissent au milieu du cartilage, qui n'ont aucun périoste visible, « et qui sont isolés de tous côtés, à l'égard du périoste du reste « de l'os[1]. »

Bordenave, qui a reproduit, contre Duhamel, la plupart des objections de Haller, s'est bien gardé d'oublier celle-ci.

« Les extrémités des os longs commencent, dit-il, par être car- « tilage avant que d'être os, et ne doivent par conséquent point « leur naissance au périoste[2]. »

Enfin, il n'est pas jusqu'à Béclard qui ne revienne à l'objection de Haller.

« On attribue sans preuve, dit-il, au périoste, l'usage de former « les os, car on voit l'ossification des os courts commencer au cen- « tre du cartilage, et loin du périoste par conséquent[3]. »

Ainsi donc, l'*os naît dans le cartilage;* et, puisqu'il naît dans le cartilage, il ne naît pas du périoste; et par conséquent Duhamel se trompe. Voilà tout le raisonnement de Haller, de Bordenave et de Béclard.

[1] *Mémoires sur les os*, réunis par Fougeroux, etc. pag. 178. Ce qu'il ajoute est très-vrai en soi, et confirme ce que j'ai dit dans le chapitre précédent (p. 43) à propos du *cal*. « Les « os nouveaux qui se forment, dit-il, après les fractures, naissent parfaitement de même : « ce sont des points rouges qui durcissent au milieu du cartilage. » *Ibid. pag. id.*

[2] *Mémoires sur les os*, réunis par Fougeroux : *Mém. de Bordenave*, p. 208.

[3] *Éléments d'anat. génér.* p. 448.

Mais Duhamel ne dit nulle part que l'os naisse immédiatement du périoste ; il dit au contraire, partout, que le périoste se transforme en cartilage, et que c'est le cartilage qui se transforme en os.

« J'ai fait voir, dit-il, que les lames du périoste, qui étaient « d'abord membraneuses, devenaient ensuite cartilagineuses, et « qu'elles acquéraient enfin la dureté des os[1]. »

Il dit ailleurs : « Ce qui doit devenir os est cartilagineux[2]. »

Il dit encore : « Il y a, dans la jambe d'un petit embryon, un « cartilage qui occupe la place du tibia, et qui, acquérant ensuite « de la dureté, cessera d'être un cartilage, et deviendra véritable- « ment l'os tibia de cet embryon[3]. »

Duhamel a donc parfaitement vu que l'*os naît dans le cartilage ;* il l'a vu et dit avant Haller, avant Bordenave, avant Béclard ; et l'idée de lui opposer ce fait, ne peut être que le résultat d'une étrange distraction.

§ VI.

Il y a, dans la théorie de Duhamel, deux faits successifs : le fait de la transformation du périoste en cartilage, et le fait de la transformation du cartilage en os[4].

[1] IIIe *Mem. sur le développement des os*, p. 355. (*Mém. de l'Acad. des Scien.* année 1742).

[2] *Ibid.* p. 368. (*Ibid.* ann. *id.*)

[3] IVe *Mémoire*, pag. 88. (*Ibid.* ann. 1743.)

[4] « Les os commencent, dit-il, par n'être que du périoste, car je regarde les cartilages « comme un périoste fort épais, et effectivement le périoste tuméfié sur les fractures ressemble « beaucoup à un cartilage. » *VIe Mémoire sur les os*, p. 315. (*Mém. de l'Acad. des scienc.* année 1743.) Il dit ailleurs : « C'est le périoste qui, après avoir rempli les plaies des os, « ou s'être épaissi autour de leurs fractures, prend ensuite la consistance de cartilage, et « acquiert enfin la dureté des os. » *Ier Mémoire sur les os*, p. 107. (*Mém. de l'Acad. des scienc.* année 1741.)

Or, de ces deux faits, le second, celui de la transformation du cartilage en os, n'est point en question; et Duhamel l'a vu comme tout le monde.

Le premier seul est en question; et Duhamel est le premier qui l'ait vu.

La transformation du périoste en cartilage est donc le seul *fait spécial* de la doctrine de Duhamel; et ce *fait spécial* de la doctrine de Duhamel, toutes mes expériences le reproduisent.

§ VII.

Le périoste passe donc par deux états successifs : il devient d'abord cartilage, et puis il devient os. Le périoste se transforme en cartilage; le cartilage se transforme en os. Et c'est là, je le répète, ce qui est démontré par toutes mes expériences.

CHAPITRE VII.

Du périoste.

§er I.

Duhamel a bien vu la disposition lamelleuse du périoste.

« Le périoste, dit-il, recouvre tous les os; il est plus épais dans « les jeunes sujets que dans les vieux; on peut, par la macération, « le diviser en plusieurs lames; et, en examinant des morceaux de « périoste, tuméfiés à l'occasion de quelque fracture ou de quelque « violente contusion, il m'a paru qu'ils étaient composés d'un nom- « bre considérable de couches; ces mêmes périostes tuméfiés m'ont « fait connaître que les lames intérieures étaient cartilagineuses, et

« par conséquent plus solides que les extérieures qui n'étaient que « membraneuses[1]. »

Les pièces 1, 2 et 3 de la planche VII, montrent avec évidence la disposition lamelleuse du périoste.

La pièce n° 1 est l'extrémité inférieure du tibia droit d'un fœtus humain. On y voit le périoste divisé en trois lames parfaitement distinctes.

La première forme la *capsule fibreuse* de l'articulation; la seconde enveloppe le cartilage articulaire; le troisième se continue, d'une part avec le cartilage de l'épiphyse, et, de l'autre, avec l'os.

La pièce n° 2 offre une lame de plus, laquelle est placée par-dessus toutes les précédentes, et, passant d'un os à l'autre, enveloppe tout le squelette.

La pièce n° 3 offre deux lames : celle qui enveloppe le cartilage articulaire, et celle qui se continue avec l'os.

Le périoste se compose donc de quatre lames principales : la première, ou la plus superficielle, passe par-dessus les articulations et enveloppe tout le squelette; la seconde forme la capsule fibreuse de chaque articulation; la troisième passe par-dessus le cartilage articulaire et l'enveloppe; la quatrième se continue avec l'os[2].

[1] IIIe *Mémoire sur le développement des os*, pag. 357. (*Mém. de l'Acad. des Sciences*, année 1742.)

[2] Duhamel a vu, à peu de chose près, toute cette disposition. « Le périoste, dit-il, s'étend sur le corps de l'os; il se prolonge entre l'épiphyse et le corps de l'os pour y former « le cartilage intermédiaire; il jette un nombre prodigieux de fibres dans le corps de l'épi- « physe; le cartilage de l'articulation qui revêt la tête de l'épiphyse lui est continu; il en est « de même des cartilages semi-lunaires; enfin la membrane capsulaire m'a paru être encore « une continuation du périoste. » IIIe *Mém.* pag. 357, ann. 1742.

Il dit encore : « Je dépouillai de ses muscles l'os de la jambe d'un veau mort-né âgé d'en- « viron six mois..... Alors, ayant commencé à disséquer le périoste vers la partie moyenne

§ II.

Je viens de dire que le périoste passe successivement de l'état membraneux, de l'état de périoste proprement dit, à l'état cartilagineux, et de l'état cartilagineux à l'état osseux.

Suivons la marche de ces phénomènes, et prenons le cas le plus simple, celui de la formation d'un os nouveau par suite de la destruction de la membrane médullaire.

Immédiatement après la destruction de la membrane médullaire, le périoste se gonfle, et l'os meurt.

« j'entrepris de le détacher de l'os en remontant vers le genou; je le détachai effectivement « avec assez de facilité; mais quand je fus parvenu près de l'épiphyse, je m'aperçus que je ne « levais pas tout le périoste, qu'il y en avait une lame qui restait adhérente à l'os, quoique le « périoste que je disséquais parût conserver assez exactement la même épaisseur. Il me vint à « la pensée de lever cette lame inférieure du périoste, en commençant à la disséquer en sens « contraire, c'est-à-dire de l'extrémité de l'os vers sa partie moyenne; je le fis effectivement, « mais avec assez de peine, car l'adhérence du périoste à l'os, de même que la fermeté du pé- « rioste, augmentait à mesure que j'approchais de la partie moyenne; ce périoste perdit en- « fin sa transparence; il commençait à tenir de la nature de l'os, et bientôt je me trouvai avoir « à détacher une lame d'os. » *IVe Mém. sur les os*, p. 98. (*Mém. de l'Acad. roy. des scienc.* ann. 1743.) — Il rapporte que « de La Haye, Chirurgien-major de la Marine à Rochefort, « ayant disséqué, à sa prière, un fœtus de cinq à six mois, cet anatomiste remarqua :

« Que le périoste augmentait d'épaisseur vers les extrémités des os;

« Qu'en approchant des bords de l'épiphyse, cette membrane paraissait se séparer en deux « lames, dont la plus externe formait le ligament capsulaire, et l'interne, le cartilage uni et « glissant qui garnit les éminences et les cavités articulaires;

« Que par-dessus la portion de périoste présentement décrite, il y en avait une autre qui « se prolongeait entre l'épiphyse et l'os pour y former le cartilage intermédiaire, et que quand « cette lame eut été disséquée jusqu'au bord de l'os, l'épiphyse se détacha très-aisément de « l'os, cette seconde couche restant attachée à l'épiphyse; enfin, qu'en enlevant le périoste « autour du tibia, il avait en même temps enlevé le ligament interosseux. » *Ve Mémoire sur les os*, p. 121. *Mém. de l'Acad. des scienc.* ann. 1743.

Le gonflement du périoste est donc le premier fait; le second est la séparation du périoste tuméfié d'avec l'os mort.

Macdonald a vu ces deux choses : *Hic enim tumor*, dit-il, *et periostei ab osse separatio primus ad os formandum gradus est*[1].

Duhamel avait dit avant lui : « On voit que le périoste se tuméfie; « c'est une observation qui ne peut être affaiblie par les raisonnements[2]. »

Le périoste se tuméfie donc; et alors il est divisible en un nombre presque infini de lames.

Or, de ces lames, les plus internes (lesquelles sont toujours les plus tuméfiées), les plus internes prennent bientôt une consistance fibro-gélatineuse ; c'est là le troisième fait; et ce troisième fait est bientôt suivi d'un quatrième, savoir, le détachement, la séparation d'une de ces couches *fibro-gélatineuses* d'avec les autres.

Un cinquième fait est la transformation de cette couche *fibro-gélatineuse*[3], séparée ou détachée des autres, en un vrai cartilage.

Le sixième et dernier fait est la transformation de ce cartilage en os.

§ III.

Le périoste ne se transforme donc pas immédiatement en os, comme on suppose (tout-à-fait à tort, il est vrai) que Duhamel l'a dit.

Le périoste ne devient os que par une suite de transformations régulières.

[1] *De necrosi ac callo*, etc. pag. 65.

[2] *Observations sur la réunion des fractures des os*, pag. 106. (*Mém. de l'Acad. des Scienc.* année 1741.)

[3] Dans les expériences que je rappelle ici, la couche *fibro-gélatineuse* se dépose ou s'applique sur l'os mort. Voyez les fig. 7 et 8 de la pl. V.

Il est d'abord membraneux ; il passe ensuite à l'état *fibro-gélatineux*; puis il devient cartilage; puis il devient os.

§ IV.

Le périoste est donc la matière, l'organe, l'*étoffe* qui sert à toutes ces reproductions merveilleuses. Et quand je dis *merveilleuses*, je ne dis pas trop, car nous avons vu des os entiers se reproduire complétement, et cela jusque dans les animaux les plus parfaits[1].

Mais, encore une fois, qui n'a vu le périoste que dans son état ordinaire, ne se fait pas une idée de ce qu'il est quand il est *tuméfié*, et, si je puis ainsi dire, en *puissance de reproduction*.

Plusieurs figures des Planches de cet ouvrage, et nommément les figures 4 et 5 de la Planche V, le représentent dans l'état que j'indique ici.

On le voit là, sur ces deux figures, tel qu'il est lorsqu'il est le plus tuméfié, le plus gorgé, le plus épais, et, par suite, le plus facilement divisible en un nombre presque infini de lames. On voit là l'os nouveau se former entre les lames du périoste; on voit les lames internes du périoste se transformer en une nouvelle membrane médullaire, etc., etc.

§ V.

Le périoste est donc l'organe qui *produit* les os, et l'organe qui les *reproduit*. Aussi nulle autre partie de l'économie animale ne jouit-elle à un plus haut degré de la faculté de se reproduire elle-même.

[1] Voyez, à la Pl. V, les fig. 1 et 2, c'est-à-dire les deux moitiés d'un radius de bouc, entièrement reproduit.

La reproduction du périoste est très-prompte : quelques jours y suffisent.

La reproduction du périoste est inépuisable. J'ai détruit le périoste sur le milieu du fémur de plusieurs lapins ; je l'ai détruit sur le milieu des frontaux de plusieurs pigeons, et sur chacun de ces os, sur chacun de ces animaux, il s'est reproduit.

J'ai détruit alors la portion de périoste *reproduite*, et elle s'est de nouveau reproduite. Je l'ai détruite encore, et elle s'est reproduite encore. Une portion donnée du périoste a été détruite ainsi jusqu'à trois reprises successives ; et jusqu'à trois reprises successives, elle s'est reproduite.

§ VI.

Le périoste, qui *reproduit* l'os, *se reproduit* donc aussi, ou plutôt, et à parler plus exactement, la force qui *produit* et *reproduit* sans cesse le périoste est la force même qui *produit* et *reproduit* l'os.

Nous connaissons le mécanisme de la *production de l'os* ; nous verrons plus tard quel est le mécanisme de la *production du périoste*.

CHAPITRE VIII.

Action de la garance sur les dents.

§ I.

Je n'ai parlé, dans les précédents chapitres de cet ouvrage : que de l'action de la garance sur les os ; je vais m'occuper, dans celui-ci, de l'action de la garance sur les dents.

L'action de la garance sur les dents a été peu étudiée ; cependant Belchier l'avait déjà remarquée. « En examinant ces os (les os des

« porcs soumis à l'usage de la garance), j'observai, dit-il, que les par-
« ties les plus solides sont en général les plus colorées, et *en parti-*
« *culier les dents, excepté l'émail, qui est d'une substance diffé-*
« *rente*[1]. »

Duhamel ne dit rien de l'action de la garance sur les dents; mais Fougeroux supplée à cet oubli.

« Les racines des dents, dit-il, sont de vrais os.....; et la garance
« a fait connaître à M. Duhamel que ces os se forment par des
« couches qui se recouvrent les unes les autres, et qu'on peut
« comparer à des gobelets qu'on mettrait les uns dans les au-
« tres[2]. »

J. Hunter a vu également la coloration des dents par la garance, et il a remarqué de plus, comme Belchier, que la seule *partie osseuse* se colore et non l'*émail*[3].

Enfin, M. Blake, qui, comme Belchier, comme Duhamel, comme J. Hunter, a vu la coloration de la *partie osseuse* de la dent, croit pouvoir avancer que l'*émail* se colore aussi jusqu'à un certain point. Voici comment il s'exprime : *Dentes possideo ex porcellis, tempore quo reipsa formabantur dentes, desumptos, in quibus pars ossea colore rubro vividissime rubia inficitur; cortex vere striatus, quamvis certe quodammodo tinctus, longe alium colorem exhibet*[4].

§ II.

Le fait de la coloration des dents par la garance est donc connu,

[1] *Trans. phil.* ann. 1736.
[2] *Mémoires sur les os*, réunis par Fougeroux, pag. 47.
[3] *Nat. hist. of the teeth*, pag. 35.
[4] *De dentium formatione et structura*, etc. pag. 118.

du moins d'une manière vague. Mais on n'a pas suivi la *marche de la garance* dans la dent; mais on ne s'est pas servi de cette *marche* pour suivre le développement même de la dent; mais on n'a pas connu ce développement, lequel est d'autant plus curieux qu'il est absolument inverse de celui des os.

Dans les os, le *développement* se compose de deux faits: la *suraddition* de lames externes et la *résorption* de lames internes. Dans la dent, il y a aussi *suraddition* et *résorption* de lames distinctes; mais, à l'inverse de l'os, la *suraddition* se fait par la face interne, et la *résorption* par la face externe.

Le développement des dents et celui des os suivent donc une marche inverse, et c'est là ce que montrent les pièces représentées dans la Planche IX.

§ III.

La pièce n° 1 est une dent molaire d'un jeune porc, lequel a été soumis au *régime de la garance* [1] pendant quinze jours.

Cette dent a été sciée par le milieu [2], et l'on y voit deux couches distinctes : une interne rouge et une externe blanche.

La couche externe, la couche blanche, est la partie de la dent qui s'était formée avant que l'animal fît usage de la garance; c'est la partie ancienne. La couche interne, la couche rouge, est au contraire la partie qui s'est formée pendant l'usage de la garance; c'est la partie nouvelle, la partie qui s'est formée après l'autre. Les dents croissent donc par couches internes.

La pièce n° 2 est une dent molaire d'un jeune porc qui, après

[1] Garance mêlée à la nourriture ordinaire. Voyez les précédents chapitres.

[2] Comme toutes les dents qui suivent. C'est le seul moyen de mettre à jour la disposition relative des couches.

quinze jours du *régime de la garance*, a été remis à la nourriture ordinaire pendant vingt jours. Et l'ordre des couches est renversé.

Dans la dent précédente, la couche blanche est externe et la rouge interne. Ici, au contraire, c'est la couche rouge qui est externe et la couche blanche qui est interne ; et c'est en effet la couche rouge qui est ici l'ancienne, celle qui s'est formée pendant l'usage de la garance, tandis que la couche blanche est au contraire la couche nouvelle, la couche qui s'est formée depuis la cessation de l'usage de la garance.

Selon donc que l'animal a fini par l'usage de la garance ou par la nourriture ordinaire, la couche interne est rouge ou blanche. La couche formée la dernière, la couche nouvelle, est donc toujours interne, et, par conséquent, c'est donc, encore une fois, par couches internes que les dents croissent.

La pièce n° 3 est une dent molaire d'un jeune porc qui, après avoir été soumis, comme le précédent, au *régime de la garance* pendant quinze jours, a été rendu à la nourriture ordinaire pendant un mois.

La dent, sciée par le milieu, offre pareillement, et une couche rouge externe, et une couche blanche interne.

Je dis que, dans ces deux dernières dents (les dents n°s 2 et 3), la couche rouge est externe. Elle ne l'est pas, absolument parlant; elle ne l'est que relativement à la couche blanche qui s'est formée depuis la cessation du régime de la garance.

A parler absolument, la couche rouge se trouve placée, dans ces deux dents, entre deux couches blanches, savoir : la couche blanche formée avant l'usage de la garance, et la couche blanche formée depuis la cessation de l'usage de la garance.

Dans les dents qui suivent (c'est-à-dire dans les dents n°s 4, 5,

6, 7 et 8), la couche rouge est tout-à-fait externe[1]: la couche blanche primitive, la couche blanche qui s'était formée avant l'usage de la garance, la couche qui est externe dans les deux dents précédentes, cette couche a tout-à-fait disparu[2].

A mesure que, dans le développement de la dent, il se forme des couches internes, il disparaît donc des couches externes.

La pièce n° 4 est une dent molaire d'un jeune porc qui, après un mois du *régime de la garance*, a été rendu à la nourriture ordinaire pendant un mois et demi; et la couche rouge est déjà plus mince, par rapport à la couche blanche, que dans la pièce n° 3.

La pièce n° 5 est une dent molaire d'un jeune porc qui, après un mois du *régime de la garance*, a été rendu à la nourriture ordinaire pendant trois mois; et la couche rouge, la couche ancienne, toujours comparée à la couche nouvelle, à la couche blanche, est encore plus mince.

Enfin, la pièce n° 6 est la dent molaire d'un jeune porc qui, après un mois du *régime de la garance*, a été rendu à la nourriture ordinaire pendant six mois; et la couche rouge, la couche ancienne, est plus mince encore.

J'ai déjà dit que dans ces trois dernières dents la couche blanche primitive, la couche blanche formée avant l'usage de la garance, a totalement disparu.

Je viens de dire, en outre, que dans ces trois dents (les dents 4, 5 et 6) la couche blanche interne se montre de plus en plus épaisse. C'est qu'en effet, et comme je viens de le dire aussi, l'animal auquel chacune de ces dents se rapporte a survécu de plus en plus longtemps à la cessation du régime de la garance. L'animal auquel se rapporte

[1] Ou à très-peu près.

[2] Ou à très-peu près.

la dent n° 4 a survécu au régime de la garance pendant un mois et demi; celui auquel se rapporte la dent n° 5, y a survécu trois mois; et celui auquel se rapporte la dent n° 6, y a survécu six mois.

A mesure donc qu'il se forme de nouvelles couches par la face interne de la dent, par la face qui répond au *bulbe*, il en disparaît d'autres par la face externe, par celle qui répond à l'*émail*.

Mais ce qu'il importe de bien remarquer ici, c'est que tout cela n'est vrai que de l'*ivoire* ou de la *partie osseuse* de la dent. C'est cette *partie osseuse* seule qui se colore. L'*émail* ne se colore point; il reste blanc; il ne rougit pas, et c'est ce qui se voit avec évidence sur toutes les pièces de la Planche que je décris.

§ IV.

De tout ce qui précède, il suit :

1° Que les dents croissent comme les os, par couches distinctes et juxta-posées.

2° Que dans le développement des dents, comme dans celui des os, il y a tout à la fois *suraddition* de lames par un côté et *résorption* de lames par l'autre.

3° Que cette *suraddition* et cette *résorption* se font dans la dent en sens inverse de ce qui a lieu dans l'os : la *suraddition*, qui est externe dans l'os, étant interne dans la dent, et la *résorption*, qui est interne dans l'os, étant externe dans la dent.

Et 4° que la seule partie de la dent qui se colore est la *partie osseuse*. L'*émail* ne se colore point.

§ V.

Je passe à un autre objet. Tout le monde connaît les belles expériences de Hérissant, lequel, plongeant un os dans un acide minéral, dépouilla le premier cet os[1] de toute la partie morte, de toute la partie terreuse, et restitua la partie vivante, le cartilage primitif et flexible[2].

La pièce n° 13 est une dent qui, après avoir été colorée par la garance, a été plongée dans de l'acide hydrochlorique étendu d'eau.

L'acide a enlevé tous les sels terreux de la dent; il ne reste que le cartilage pur et flexible; et cependant la coloration n'a pas entièrement disparu.

La même chose arrive aux os colorés, lorsqu'on les plonge dans de l'acide *hydrochlorique* très-étendu; ils conservent leur coloration, du moins en partie; ils ne la perdent totalement que dans l'acide très-concentré.

Mais je reviens à la dent, et à la manière dont l'acide y dépouille le cartilage des sels terreux, je reviens à ce développement que j'ai fait connaître, inverse pour la marche, quoique au fond le même, comparé à celui de l'os, et, je le demande, tout cela ne prouve-t-il pas que ceux qui pensent que toute la partie solide de la dent, que toute la dent proprement dite, est une partie morte, ne se font pas une idée juste des choses?

§ VI.

M. Cuvier, qui, dans ses belles études sur les dents de l'éléphant, a très-bien saisi la marche des couches *de dedans en dehors*, n'y voit, pour me servir de ses expressions, qu'un *emboîtement*, qu'un *enclavement mécanique*[3].

[1] Soit un os proprement dit, soit la *partie osseuse* des dents.

[2] Hérissant : *Mém. de l'Académie des Sciences*. 1758.

[3] *Recherches sur les ossements fossiles*, t. I, pag. 37, 3e édition.

« La *substance osseuse*, dit-il, n'a de commun avec les os ordi-« naires que sa nature chimique, consistant également en gélatine et « en phosphate calcaire; mais elle ne leur ressemble ni par son « tissu, ni par sa manière de se déposer, ni par celle de croître[1]. »

Or, tout le monde voit que toute cette théorie du *développement mécanique* des dents est en opposition formelle avec les faits qui viennent d'être décrits, et qui sont représentés dans la Planche IX.

On voit que la *substance osseuse* de la dent ressemble aux os par *son tissu*, par sa *manière de se déposer*, par sa *manière de croître*.

On voit qu'elle *se forme dans un premier noyau cartilagineux*, lequel est *successivement pénétré par des molécules terreuses;* qu'elle *croît par un mouvement général et simultané de toutes ses parties*[2].

On voit enfin que cette *substance osseuse* est un véritable os; qu'elle doit en porter le nom, et que *l'opération qui la durcit* est une *ossification* réelle.

La théorie *mécanique* de M. Cuvier, théorie qui ne suppose dans la *partie osseuse* de la dent que de simples couches terreuses, que de simples couches mortes transsudées par le *noyau pulpeux*, n'est donc pas exacte. La théorie *organique*, proposée par M. Owen, et qui explique la formation de la *partie osseuse* de la dent par l'*ossification* même du *noyau pulpeux*[3], me paraît la vraie.

La formation de la *substance osseuse* des dents est donc une véritable *ossification*, qui se fait dans un véritable cartilage, lequel se forme aux dépens des lames du *bulbe* ou du *noyau pulpeux*, lequel est successivement pénétré par les *molécules terreuses*, et

[1] *Ibid.* pag. 36.

[2] Par un double mouvement vital de *suraddition* et de *résorption*.

[3] Voyez les *Comptes-rendus des séances de l'Académie des sciences :* séance du 16 décembre 1839, p. 784.

subsiste même sous ces *molécules terreuses*, puisque les acides, en le dépouillant de ces *molécules*, le *restituent* ou le rendent à son état primitif et flexible.

§ VII.

Je dis que le *cartilage de la dent se forme aux dépens des lames du bulbe ou du noyau pulpeux*. Et ce fait me paraît démontré par la pièce n° 16 de la Planche IX. On voit sur cette pièce plusieurs lames de la dent, qui sont osseuses à leur sommet, cartilagineuses à leur partie moyenne, et gélatineuses, ou de la substance même du *noyau pulpeux*, à leur base[1].

Le *noyau pulpeux* est donc à la dent ce que le périoste est à l'os. Il produit la dent comme le périoste produit l'os, par une suite de transformations. Il se transforme d'abord en cartilage; et ce cartilage se transforme ensuite en os.

§ VIII.

Je termine ce chapitre par l'examen d'un autre point de la structure des dents.

M. Cuvier a cru voir entre l'émail et la partie osseuse des dents, une membrane particulière.

« Il faut remarquer, dit-il, qu'entre la prétendue substance

[1] Ceci décide tout. La même lame (car l'*ossification* va toujours du sommet de chaque lame à sa base) est *gélatineuse*, est *noyau pulpeux* à sa base, *cartilagineuse* à sa partie moyenne, *osseuse* à son sommet. D'autres lames, moins avancées, sont *gélatineuses* à leur base et *cartilagineuses* à leur sommet. Il n'y a donc pas *exsudation*, *excrétion* de la *partie osseuse* de la dent par le *noyau pulpeux*, mais véritable *durcissement*, véritable *ossification* des lames mêmes du noyau pulpeux.

« osseuse et l'émail il y a encore une membrane très-fine que je « crois avoir découverte. Lorsqu'il n'y a encore aucune partie de « la première substance de transsudée, cette membrane enveloppe « immédiatement le petit mur gélatineux, et le serre de très-près.

« A mesure que ce petit mur transsude cette substance, il se ra- « petisse, se retire en dedans et s'éloigne de la membrane, qui lui « sert néanmoins toujours de tunique, mais de tunique commune à « lui et à la matière qu'il a transsudée sous elle.

« L'émail, de son côté, est déposé sur cette tunique par les pro- « ductions de la lame interne de la capsule, et il la comprime tel- « lement contre la substance interne ou osseuse qu'elle sépare « de lui, que bientôt cette tunique devient imperceptible dans les « portions durcies de la dent, ou du moins qu'elle n'y paraît que « sur la coupe, comme une ligne grisâtre fort fine qui sépare l'émail « de la substance interne. Mais on voit toujours alors que c'est elle « seule qui attache ces parties durcies au fond de la capsule; car « sans elle il y aurait solution de continuité[1]. »

§ IX.

Voilà ce que dit M. Cuvier. Mais : 1° *Lorsqu'il n'y a encore aucune partie de la substance osseuse de transsudée*, je n'ai jamais vu de membrane qui *enveloppât immédiatement le petit mur gélatineux*.

Et 2° lorsque la substance osseuse est formée, lorsque l'émail est déposé, la prétendue *ligne grisâtre fort fine qui se voit sur la coupe* m'a toujours paru n'être que le simple effet d'une *illusion optique*

[1] *Recherches sur les ossements fossiles*, t. I, p. 33 (3e édition).

due à la direction différente, d'une part, des *fibres* de la substance osseuse, et, de l'autre, des *brins* de l'émail.

A moins donc que je ne me trompe, la membrane particulière de M. Cuvier n'existe point. Mais il ne faut pas croire pour cela qu'il y ait *solution de continuité* entre le noyau pulpeux et les *parties durcies de la dent.*

Les *parties durcies de la dent* ne sont dues, comme je viens de le dire, qu'à l'*ossification*, qu'au *durcissement* des lames mêmes du noyau pulpeux. Les *parties durcies* de la dent ne sont que les *lames mêmes* du noyau pulpeux *durcies* ou devenues *dures.* Il y a donc toujours *continuité* entre les *parties durcies de la dent* et les *lames du noyau pulpeux.* D'un autre côté, les *lames du noyau pulpeux* vivent; elles reçoivent des nerfs, des vaisseaux; ces lames, en s'ossifiant, restent cartilagineuses comme celles de l'os : en un mot, la *partie osseuse* de la dent est os, se forme comme l'os, vit comme l'os; elle a son périoste dans le *noyau pulpeux*; elle a son *cartilage*, et ce cartilage, permanent comme celui de l'os, est *restitué*, comme celui de l'os, par l'action des acides qui dissolvent et enlèvent les parties terreuses.

CHAPITRE IX.

Rôle de la membrane médullaire, ou du périoste interne, dans la formation de l'os.

§ I.

Je n'ai considéré jusqu'ici la membrane médullaire, ou le périoste interne, que comme organe de la résorption des os. Mais ce périoste interne est aussi organe de la formation des os; et c'est ce qu'on a déjà vu par une de mes précédentes expériences [1].

Dans cette expérience, tout le périoste externe a été détruit sur le tibia d'un canard.

Et tout ce périoste externe s'est reproduit.

Mais tandis qu'il n'était pas encore reproduit, tandis qu'il n'existait pas encore, l'*action formatrice* normale[2] du périoste interne s'est trouvée accrue, et il s'est formé un os nouveau dans l'intérieur de l'os ancien; il s'est formé un os nouveau dans l'intérieur du canal médullaire [3].

Indépendamment de sa force de *résorption*, le périoste interne a donc une force de *formation*, et cette *force de formation* devient surtout évidente (parce qu'elle se trouve alors accrue) quand le périoste externe est détruit.

§ II.

J'ai réuni, dans la Planche VIII, une série de pièces ou d'os qui montrent tous les progrès successifs de la formation de l'os nouveau dans l'intérieur de l'os ancien.

Sur tous ces os, le périoste externe a été détruit, tantôt dans toute l'étendue de l'os, et tantôt dans un seul point de l'os.

Or, lorsque le périoste externe a été détruit dans toute l'étendue de l'os, il s'est formé un nouvel os dans tout l'intérieur du canal médullaire; et lorsque le périoste externe n'a été détruit que sur un

[1] Voyez ci-devant, chap. IV, p. 41.

[2] Le périoste interne a, en effet, une action formatrice *normale*, laquelle produit et reproduit sans cesse le tissu intérieur ou spongieux de l'os. C'est ce qui sera démontré dans le chapitre suivant.

[3] Voyez les fig. 14 et 15 de la planche V.

point de l'os, il ne s'est formé un nouvel os que sur le point correspondant de l'intérieur du canal médullaire.

§ III.

La pièce n° 1[1] est la moitié du tibia gauche d'un canard. L'animal n'a été soumis à aucune expérience, l'os n'a subi aucune opération, et le canal médullaire est, par conséquent, à l'état normal. On voit dans ce canal médullaire, très-large, une membrane médullaire (ou périoste interne) très-développée.

Cet os *à l'état normal* est placé ici pour servir de terme de comparaison relativement aux os qui suivent, os dans lesquels le canal médullaire se montre de plus en plus *obstrué* par un os nouveau.

Les pièces n°s 2 et 3 sont les deux moitiés du tibia droit d'un canard. Le périoste externe n'avait été détruit que sur la portion moyenne de l'os. Aussi le canal médullaire ne commence-t-il à s'oblitérer, par suite d'une nouvelle *production osseuse*, que dans le point correspondant à la région moyenne.

L'animal a été tué six jours après l'opération.

Il faut étudier sur les deux pièces que je décris ici le périoste externe à la région moyenne de l'os, c'est-à-dire à la région même où il avait été détruit et où il s'est reproduit.

On voit là ce périoste nouveau très-gonflé, très-développé, comme le périoste l'est toujours lorsqu'il est nouveau, et surtout lorsqu'il est nouvellement reproduit. On l'y voit, de plus, détaché de l'os ancien, auquel il ne tardera pas à se rattacher.

A l'intérieur de l'os, on voit (toujours à la région moyenne) le

[1] Cet os, comme tous ceux de cette planche, est scié en long.

canal médullaire qui commence à s'oblitérer par l'*accroissement en épaisseur* des parois de l'os ancien.

Je dis *accroissement en épaisseur* : l'os nouveau qui, dans les expériences qui m'occupent en ce moment, se forme dans le canal médullaire de l'os ancien, se forme toujours en effet par couches régulièrement déposées sur la face interne de l'os ancien. Les parois de cet os ancien ne font ainsi que *s'accroître en épaisseur*.

Enfin, par-delà la région moyenne, c'est-à-dire en allant de cette région moyenne vers chaque extrémité de l'os, on voit le canal médullaire à l'*état normal*, avec toute sa largeur ordinaire, avec sa membrane médullaire complétement développée.

Les pièces 4 et 5 sont les deux moitiés du tibia droit d'un canard. Le périoste a été détruit partout, hors à la région supérieure de l'os, et le canal médullaire est à peu près oblitéré partout, hors à sa région supérieure.

L'animal a survécu sept jours à l'expérience.

Les pièces 6 et 7, les pièces 8 et 9 reproduisent, à quelques légères différences près, les faits que je viens de décrire sur les pièces 4 et 5, 2 et 3.

§ IV.

Ainsi donc, d'une part, la destruction du périoste externe est toujours suivie de l'oblitération du canal médullaire par suite d'une production osseuse nouvelle; et, d'autre part, les points oblitérés du canal répondent toujours par leur position à la position des points du périoste externe détruits.

§ V.

La membrane médullaire de l'os, le périoste interne, a donc une force propre de formation; et, comme je le disais en commençant ce chapitre, cette force est surtout évidente (parce qu'elle se trouve alors accrue) quand on a détruit le périoste externe.

Deux forces concourent donc à la formation de l'os : la force du périoste externe, et la force du périoste interne.

Dans l'état normal, dans l'état ordinaire, l'action de chacune de ces deux forces garde ses limites propres : le périoste externe produit ou répare sans cesse l'os extérieur; le périoste interne produit ou répare sans cesse[1] l'os intérieur, le tissu spongieux de l'os.

Dans l'état ordinaire, il se fait donc une sorte de contrebalancement entre ces deux forces.

Mais si l'on détruit le *périoste interne*, la force, dès-lors accrue et seule en action, du *périoste externe* produit tout un os nouveau à l'*extérieur* de l'os ancien; et si l'on détruit, au contraire, le *périoste externe*, la force, dès-lors accrue et seule en action, du *périoste interne* produit tout un os nouveau à l'*intérieur* de l'os ancien.

§ VI.

Le périoste interne, la membrane médullaire, a donc une force formatrice ou de production. Nous venons de voir cette force portée à son plus haut degré d'action; nous la verrons, dans le chapitre qui suit, à l'état normal.

[1] Comme on le verra dans le chapitre suivant.

CHAPITRE X.

Formation du tissu spongieux de l'os ou de la portion interne de l'os.

§ I.

La formation de la portion extérieure de l'os, de la portion qui répond au périoste externe, est maintenant connue.

Mais, outre l'os proprement dit, il y a le tissu spongieux de l'os; il y a ce *tissu*, cette portion d'os qui est séparée du périoste externe par toute l'épaisseur de l'os existant.

Or, cette portion d'os tout-à-fait intérieure ne peut évidemment ni se former ni se reproduire par le périoste externe. Quel est donc l'organe par lequel elle se forme et se reproduit? Cet organe (les expériences contenues dans le chapitre précédent le font assez pressentir), cet organe est le périoste interne.

§ II.

Quand on soumet un animal à l'usage de la garance, outre le cercle rouge extérieur, lequel entoure l'os, il se fait encore une coloration interne : tout le tissu intérieur, tout le tissu spongieux de l'os se colore.

Il y a donc ainsi deux colorations : l'une externe et l'autre interne, l'une qui colore l'os proprement dit, l'autre qui colore le tissu spongieux de l'os. Duhamel et J. Hunter ne parlent que de la coloration extérieure, que du cercle externe; la coloration intérieure paraît avoir échappé à leur attention.

Pour moi, j'observais depuis longtemps cette coloration interne sans pouvoir me rendre compte de sa formation, lorsque tout à coup les faits que j'ai rapportés dans le chapitre qui précède vinrent m'éclairer d'un jour nouveau, et, en me dévoilant la *force formatrice* du périoste interne, me montrer dans ce périoste même l'organe producteur de tout le tissu spongieux de l'os, de tout l'os interne.

§ III.

La Planche X réunit plusieurs pièces où se voient très-distinctement les deux colorations rouges, l'externe et l'interne : l'externe, placée dans la portion d'os qui dépend du périoste externe ; et l'interne, placée dans la portion d'os qui dépend du périoste interne.

La pièce n° 6 est une portion de l'un des humérus d'un jeune porc qui a été tué après avoir été soumis pendant un mois au régime de la garance.

Cette portion d'humérus, vue sur la coupe, offre très-nettement :

1° Un cercle rouge extérieur complet ;

2° Un cercle blanc placé sous le cercle rouge et d'une épaisseur à peu près double ;

3° A l'angle antérieur et aigu de l'os, une certaine masse de tissu spongieux rouge.

Presque tout le reste de l'intérieur de l'os est blanc.

La pièce 1 est un radius de porc. Ce radius, vu par sa face externe, offre une certaine portion d'os restée blanche [1].

[1] Il y a toujours certaines portions de l'os qui restent blanches. Voyez, plus particulièrement, ces portions blanches sur les os représentés dans la Planche III.

La pièce 2 est ce même radius scié en travers. Vu sur la coupe, il offre tout un côté de l'os resté blanc dans toute son épaisseur.

La pièce 4 est une portion de l'humérus d'un porc qui, après un mois et demi environ du régime de la garance, a été rendu à la nourriture ordinaire pendant quarante jours.

On y voit, au-dessous d'une couche blanche, un cercle rouge extérieur complet, puis un cercle blanc, puis, à l'angle antérieur de l'os un commencement de cercle rouge tout-à-fait interne.

Ce commencement de cercle rouge interne a son siége dans le tissu spongieux.

Une couche de tissu compacte et blanche, sépare même, en ce point, le cercle rouge externe complet du commencement de cercle rouge interne.

La pièce n° 10[1] est une portion d'un os du canon d'un chevreau qui a été soumis au régime de la garance pendant un mois. L'os qui, primitivement, était double, comme on sait, a encore sa cloison intermédiaire.

On voit sur la coupe deux cercles rouges complets : l'un tout-à-fait externe, l'autre tout-à-fait interne ; entre les deux cercles rouges, très-minces, est un cercle blanc beaucoup plus épais.

Le cercle rouge, interne et complet, se voit encore très-nettement sur la pièce n° 25.

Cette pièce est une portion de l'un des deux radius d'un autre chevreau. L'animal avait été soumis également au régime de la garance pendant un mois.

[1] Toutes ces pièces ou portions d'os ont été sciées en travers.

§ IV.

Les trois pièces que je vais décrire[1] offrent un intérêt d'un genre nouveau.

Ces trois pièces appartiennent au tibia droit d'un cochon d'Inde.

Sur ce cochon d'Inde, la membrane médullaire du tibia droit a été détruite, et puis l'animal a été soumis au régime de la garance pendant douze jours.

Au bout de ce temps, il a été tué.

Le tibia, soumis à l'expérience, m'a offert : 1° à l'extérieur, un os nouveau entièrement rouge, et 2°, à l'intérieur, l'os ancien formant séquestre et entièrement blanc.

Les pièces 11 et 12[2] sont les deux moitiés du tibia nouveau. Ces deux moitiés sont rouges.

La pièce 13 est l'os ancien, l'os qui formait séquestre dans l'os nouveau; et cet os ancien est entièrement blanc.

§ V.

Je conclus des faits rassemblés dans ce chapitre :

1° Que lorsqu'on soumet un animal au régime de la garance, il se produit, du moins dans la plupart des cas[3], un cercle rouge à l'intérieur, comme il s'en produit un à l'extérieur;

2° Que la formation du cercle rouge intérieur tient à la formation même du tissu spongieux de l'os;

[1] Savoir, les pièces 11, 12 et 13.

[2] Toujours de la Planche X.

[3] Je dis *dans la plupart des cas*; car souvent la coloration interne est très-incomplète, ou même ne paraît pas.

Et 3° que le périoste interne, ou membrane médullaire, est l'organe producteur des formations osseuses internes.

§ VI.

J'ajoute que l'on voit ici, par les pièces 13, et 14, que l'os mort ne se colore point. Le séquestre, dans ces pièces, est entièrement blanc.

Il est entièrement blanc, et évidemment il doit l'être. Car comment se serait-il coloré? il a perdu ses deux périostes[1], et, en perdant ses deux périostes, il a perdu, comme nous avons vu[2], ses deux circulations, l'interne et l'externe.

CHAPITRE XI.

Expériences mécaniques concernant le développement des os en grosseur.

§ I.

Les expériences faites avec la garance nous ont appris que les os *se développent en grosseur* par couches successives et superposées[3].

Les expériences que je vais décrire sont, relativement à ce point, plus décisives encore.

[1] L'interne, puisque, dans l'expérience dont il s'agit, il a été détruit; et l'externe, puisque, comme nous l'avons vu, il se détache toujours de l'os, quand le périoste interne a été détruit.

[2] Voyez ci-dessus, chap. VI, pag. 57.

[3] Voyez le chapitre II de cet ouvrage, p. 12.

§ II.

J'ai rapporté, dans le chapitre II de cet ouvrage[1], une belle expérience de Duhamel.

Duhamel entoura d'un fil d'argent le tibia d'un jeune pigeon. Au bout de quelque temps, l'anneau de fil d'argent, qui d'abord entourait l'os, se trouva entouré par l'os et contenu dans le canal médullaire.

Les expériences qui suivent ont été faites à l'imitation de celle de Duhamel. J'ai entouré d'un fil de platine divers os longs sur plusieurs animaux, sur des chiens, des lapins, des cochons d'Inde, etc.; et voici ce que j'ai observé.

§ III.

La pièce n° 19 de la Planche X est le tibia droit d'un jeune lapin[2].

Sur cet animal, on a d'abord entouré le tibia d'un fil de platine, placé immédiatement sur le périoste. On a laissé ensuite l'animal survivre pendant vingt-huit jours à l'expérience. Après ces vingt-huit jours, il a été tué.

On voit, à peu près vers le milieu de l'os, l'anneau de fil de platine; et l'on voit de plus que cet anneau, dans certains points recouvre ce qui reste encore du périoste ancien, et, dans d'autres points, est recouvert par un périoste nouveau.

Ainsi, et c'est là le premier point à noter, le périoste qui se

[1] Voyez ci-devant, p. 18.

[2] Les lapins sur lesquels ont été faites ces expériences, étaient âgés d'un mois et demi à deux mois.

forme, se forme par-dessus celui qui est déjà formé; le périoste nouveau se forme par-dessus l'ancien.

§ IV.

La pièce n° 20 est le tibia droit d'un second lapin opéré le même jour que le précédent, mais qui n'a été tué que trente-huit jours après l'expérience.

Ici, non-seulement l'anneau de platine est recouvert tout entier par le périoste, mais il est recouvert, de plus, dans une certaine étendue, par une couche osseuse.

Ainsi, et c'est là le second point à noter, le nouvel os, l'os qui s'est formé depuis l'application de l'anneau, ce nouvel os s'est formé par-dessus l'anneau; encore une fois, l'os se forme donc par couches externes et superposées.

§ V.

La pièce n° 21 est le tibia droit d'un troisième lapin opéré le même jour que les deux précédents, mais qui a survécu quarante-trois jours à l'expérience.

L'anneau de platine est déjà recouvert, et dans une étendue déjà plus grande que sur la pièce n° 20, par de nouvelles couches osseuses[1].

§ VI.

Enfin, les trois pièces qui suivent (les pièces 22, 23 et 24) appartiennent au tibia d'un quatrième lapin.

[1] Ces couches sont seulement un peu plus minces que sur la pièce précédente. Je l'ai déjà dit : la rapidité de l'ossification, même à égalité d'âge, varie toujours un peu d'un individu à un autre.

La pièce n° 24 est le tibia entier. L'animal a survécu cinquante-trois jours à l'expérience. Aussi l'anneau de fil de platine est-il recouvert par une portion d'os nouveau, beaucoup plus étendue et beaucoup plus épaisse que sur les deux derniers lapins.

Les pièces n°s 22 et 23 sont les deux moitiés du tibia qui vient d'être décrit. L'os, après avoir été représenté dans la figure 24, a été scié en long.

On voit, sur la coupe de chaque moitié, le bout de l'anneau qui a été scié avec l'os.

Les pièces 16, 17 et 18 appartiennent au tibia droit d'un cochon d'Inde.

L'os a été entouré d'un fil de platine.

Cela fait, l'animal a été soumis immédiatement au régime de la garance; le vingt-quatrième jour de l'expérience, il a été tué.

La pièce 18 est le tibia entier. Tout l'anneau est déjà recouvert par de nouvelles couches osseuses.

Les pièces 16 et 17 sont les deux moitiés de l'os scié en long.

On voit, sur la coupe de chaque moitié, et à peu près dans le milieu même de l'épaisseur de l'os, les bouts de l'anneau qui a été scié avec l'os.

§ VII.

On ne peut plus, ce me semble, conserver aucun doute : l'expérience faite avec un fil métallique parle comme l'expérience faite avec la garance.

Le nouvel os, l'os qui n'existait pas lorsque l'anneau a été placé, se forme par-dessus l'anneau; l'os se forme donc par couches externes et superposées.

Une seule objection pourrait être faite, et cette objection nous ramènerait à l'idée de Duhamel.

Duhamel ayant vu, dans cette belle expérience que je reproduis ici par les miennes, l'anneau qui d'abord recouvrait l'os, recouvert ensuite par l'os, supposa que les fibres de l'os *en s'étendant*, s'étaient rompues vis-à-vis l'anneau, et qu'après s'être rompues, elles s'étaient rejointes.

Il suffit d'examiner avec quelque soin les pièces que je viens de décrire, et particulièrement les pièces n°s 20, 21 et 24, pour se convaincre qu'il n'y a eu ni *extension*, ni *rupture*, ni *rejonction* des fibres osseuses.

Sur ces trois pièces, on voit l'os, dans les endroits où il est encore recouvert par l'anneau, parfaitement lisse, poli, sans aucun indice de rupture quelconque; et, dans les endroits où il est déjà recouvert par des lames osseuses, on voit que ces lames sont de formation nouvelle.

Mais enfin, comme l'objection que j'examine en ce moment est la seule qui puisse être faite, j'ai eu recours à des expériences qui me paraissent la résoudre d'une manière encore plus complète.

§ VIII.

Voici quelles ont été ces expériences.

En même temps que j'entourais, sur un animal, un os long d'un anneau de fil de platine, je faisais sur ce même animal l'amputation de l'os correspondant du côté opposé, et cet os du côté opposé qui devait me servir de terme de comparaison, était conservé.

Puis l'animal était abandonné à lui-même, et tué au bout d'un temps plus ou moins long.

Or, les résultats que m'ont donnés ces nouvelles expériences ne font que reproduire les résultats que m'avaient donnés toutes les autres. Il est donc prouvé que l'os ne *se distend point*, qu'il ne *se rompt point*, et que tout l'os nouveau se forme *par-dessus* l'os ancien.

§ IX.

La pièce n° 14[1] est le tibia droit d'un cochon d'Inde.

Ce tibia a été entouré d'un fil de platine. En même temps on a amputé le tibia du côté opposé, et ce tibia opposé a été conservé. Il forme ici la pièce n° 15.

L'animal ainsi opéré a survécu douze jours à l'expérience; et pendant ces douze jours, il a été soumis au régime de la garance. Au bout de ces douze jours il a été tué.

La portion A du tibia représenté dans la fig. 14, est la portion supérieure de l'os.

A l'endroit marqué de la lettre *a*, est un bourrelet ou renflement circulaire formé par l'os nouveau; et, depuis la tête de l'os jusqu'à ce bourrelet, tout est rouge.

Où finit ce bourrelet se trouve l'anneau de platine. Enfin six ou huit millimètres au-dessous de l'anneau, l'os a été rompu de manière à laisser voir l'os ancien, qui est parfaitement blanc.

Sur cette pièce, on voit donc tout l'os nouveau, marqué par ce qui est rouge, et tout l'os ancien, marqué par ce qui est blanc.

Or, que l'on compare l'extrémité de la portion blanche de cette pièce, c'est-à-dire l'extrémité de l'os ancien, avec l'extrémité de la portion A de la pièce 15, pièce qui est le tibia du côté opposé[2], et l'on trouvera que le diamètre de ces deux extrémités est exactement le même.

Que l'on examine encore la portion B du tibia représenté dans la

[1] Toujours de la planche X.

[2] Tibia qui, comme je l'ai déjà dit, a été amputé au moment même où celui-ci a été entouré d'un anneau, et qui a été conservé.

fig. 14, et l'on y trouvera une nouvelle preuve, et non moins péremptoire, de la *non-rupture*, de la *non-extension* de l'os.

Cette portion B est la portion inférieure du tibia.

Au point marqué *b*, on a détaché, à dessein, les couches supérieures de l'os. Ces couches supérieures, rouges et plus tendres, sont tout ce qu'il y a eu d'os formé depuis l'application de l'anneau, depuis le régime de la garance.

L'os qui se voit au-dessous est plus dur et il est blanc; et le diamètre de cet os blanc est le même que celui du point correspondant, que celui du point *b* de la portion B du tibia du côté opposé [1], du tibia représenté dans la fig. 15.

§ X.

Ainsi, dans cette expérience, tout l'os nouveau est parfaitement distinct de tout l'os l'ancien.

Tout l'os nouveau est rouge, tout l'os ancien est blanc.

Tout l'os nouveau est tendre, tout l'os ancien est dur.

Tout l'os nouveau est par-dessus l'anneau, tout l'os ancien est par-dessous l'anneau.

Enfin, cet os ancien a le même diamètre que l'os du côté opposé, lequel a été amputé le même jour qu'on entourait celui-ci d'un anneau, et offre par conséquent un terme de comparaison sûr.

§ XI.

Or, si, d'un côté, le diamètre de l'*os ancien*, lequel se reconnait et à sa couleur, et à ce qu'il est entouré par l'anneau, est le même que

[1] Lequel, comme je l'ai déjà dit, a été amputé au moment où l'on entourait d'un anneau le tibia représenté dans la fig. 14.

celui de l'*os amputé*, cet *os ancien* ne s'est donc point *étendu*; il n'y a donc point eu *extension* de ses lames.

Et si, d'un autre côté, il y a par-dessus cet *os ancien*, et dont l'anneau qui l'entoure marque la limite propre, s'il y a, dis-je, par-dessus cet *os ancien* des couches osseuses qui sont plus tendres, des couches qui sont rouges, comme le demande le dernier régime auquel l'animal a été soumis, n'est-il pas évident que ces couches plus tendres, que ces couches rouges, que ces couches placées par-dessus la portion d'os entourée de l'anneau, que ces couches placées par-dessus l'anneau, sont les couches nouvelles?

L'os se forme donc par couches, par couches externes, par couches superposées.

CHAPITRE XII.

Expériences mécaniques concernant le développement des os en longueur.

§ I.

J'ai rapporté dans le chapitre III de cet ouvrage deux belles expériences, l'une de **Duhamel**, l'autre de **J. Hunter**.

Duhamel perça le tibia d'un jeune poulet de plusieurs trous. Au bout d'un certain temps, l'os s'était allongé, mais il ne s'était allongé que par ses extrémités : la position relative des trous n'avait point changé.

J. Hunter fit sur le tibia d'un jeune cochon deux trous. Au bout d'un certain temps, l'animal s'était beaucoup accru; son tibia s'était notablement allongé; mais la distance entre les deux trous était restée la même.

§ II.

J'ai pratiqué sur le tibia de plusieurs lapins deux trous.

L'intervalle entre ces deux trous a été mesuré très-exactement.

Et, en même temps que je perçais ainsi le tibia d'un côté de deux trous, j'amputais le tibia du côté opposé, et je le conservais pour que, lorsque le moment en serait venu, il pût me servir de terme de comparaison.

§ III.

La pièce n° 2 de la Planche XI est le tibia gauche d'un lapin.

Ce tibia a été détaché du corps par amputation le jour même où l'on pratiquait deux trous, à intervalle exactement mesuré, sur le tibia droit.

La pièce n° 1 est le tibia droit. Aux points marqués *a, a*, se voient les deux trous dont je parle et les petits clous d'argent que j'y avais enfoncés.

L'animal a survécu vingt-huit jours à l'expérience.

Or, quand l'expérience a été faite, il y avait entre les deux trous vingt-deux millimètres de distance; et au moment où l'animal a été tué, il n'y avait entre les deux trous que vingt-deux millimètres de distance.

L'intervalle entre les deux trous était donc resté le même.

Et cependant l'animal s'était sensiblement accru; le tibia, en particulier, s'était allongé de douze millimètres.

Le tibia n° 2 offre la longueur au moment de l'expérience. Cette longueur est de soixante-huit millimètres.

Le tibia n° 1 offre la longueur à la fin de l'expérience. Cette longueur est de quatre-vingt millimètres.

§ IV.

La pièce n° 4 est le tibia gauche d'un lapin. Ce tibia a été amputé le jour même où l'on a pratiqué deux trous sur le tibia droit.

La pièce n° 3 est le tibia droit. Aux points marqués *a,a,* sont les deux trous, et les clous d'argent enfoncés dans ces trous.

L'animal a survécu cinquante-trois jours à l'expérience.

Au bout de ce temps, le tibia soumis à l'expérience, comparé au tibia amputé, se trouve à peu près d'un tiers plus long.

Le tibia amputé au moment de l'expérience a soixante-trois millimètres de longueur.

Le tibia conservé a, à la fin de l'expérience, quatre-vingt-quatorze millimètres.

L'intervalle entre les deux trous était de vingt millimètres au commencement de l'expérience; il est, à la fin de l'expérience, de vingt millimètres.

§ V.

La pièce n° 6 est le tibia gauche d'un lapin, le tibia amputé au moment de l'expérience.

La pièce n° 5 est le tibia droit du même lapin, le tibia soumis à l'expérience.

L'animal a survécu quatre-vingt-sept jours à l'expérience.

Le tibia amputé au commencement de l'expérience, a soixante-six millimètres de longueur.

Le tibia conservé a, à la fin de l'expérience, cent quatre millimètres de longueur.

La différence de longueur entre les deux tibias est donc de trente-huit millimètres, c'est-à-dire de plus d'un tiers.

Et cependant l'intervalle entre les deux trous qui, au commencement de l'expérience, était de vingt millimètres, est de vingt millimètres à la fin de l'expérience. Tout l'accroissement de l'os s'est fait par de là les trous.

§ VI.

Les expériences mécaniques parlent donc encore ici comme les expériences par la garance. Quand on pratique deux trous sur un os et qu'on laisse l'animal survivre pendant un certain temps à l'expérience, l'intervalle entre ces deux trous reste le même, et cependant l'os s'allonge. L'os ne *s'allonge* donc que par ses extrémités : il ne croît en longueur que par couches terminales et juxta-posées.

CHAPITRE XIII.

Mutation continuelle de la matière.

§ I.

Une seule opinion régnait, avant Duhamel, touchant le mécanisme de l'accroissement des parties.

On supposait que les molécules nouvelles s'interposaient entre les molécules anciennes, et que, en s'interposant entre ces molécules, elles les écartaient les unes des autres : de là même suivait l'accroissement total, l'accroissement en tous sens des parties.

Or, cette interposition supposée n'a point lieu. Les molécules nouvelles ne s'interposent point entre les molécules anciennes; elles se déposent toujours, au contraire, par couches distinctes et séparées.

L'action de la garance, qui marque les molécules nouvelles d'un signe particulier et distinctif, démontre aux yeux tout ce mécanisme.

Les couches rouges, c'est-à-dire les couches nouvelles[1], ne s'interposent point entre les couches blanches, c'est-à-dire entre les couches anciennes; les couches rouges se déposent sur les couches blanches, c'est-à-dire sur les couches anciennes. En un mot, l'os se forme par couches superposées.

§ II.

Duhamel a fait, sur ce point, des remarques pleines de justesse.

« Les os sont composés, dit-il, de lames très-minces qui s'enve-
« loppent les unes les autres; donc les os ne croissent pas unique-
« ment par l'interposition du suc nourricier, qui écarte les parties de
« l'os précédemment formé : une telle mécanique produirait une
« masse et non pas des lames[2]. »

« Si les os, dit-il encore, croissaient uniquement à la façon de
« Havers, obtiendrait-on des couches alternativement rouges et
« blanches[3] ? »

« Suivant le sentiment de Havers, dit-il enfin, les molécules

[1] Je suppose ici que l'animal dont on examine les os, a été tué pendant l'usage de la garance.

[2] IVe *Mémoire sur les os*, p. 93. *Mém. de l'Acad. roy. des sc.* ann. 1743.

[3] Il cite particulièrement Havers, parce que Havers est, en effet, un de ceux qui ont le plus fait valoir l'opinion de l'*interposition du suc nourricier*. Voyez l'*Osteologia nova*, etc. de Clopton Havers. Francfort, 1692, p. 171......... *Illæ particulæ quæ inter extremitates eorum* (c'est-à-dire des os) *adactæ sunt, dilatant interstitia, ibique hærentes, singulas ossearum particularum series, et consequenter os universum in longum producunt*, etc.

« rouges, étant charriées par le suc nourricier, s'interposeraient « entre les molécules blanches, et elles formeraient une mosaïque « très-fine, qui donnerait une teinte rougeâtre à toute la substance « de l'os, ce qui n'arrive point[1]. »

Tout cela, je le répète, est plein de justesse.

L'interposition des molécules ne produirait qu'une mosaïque; elle ne produirait pas des couches superposées. Donc, puisqu'il n'y a pas mosaïque, mais couches distinctes et superposées, l'accroissement se fait, non par interposition, mais par superposition.

§ III.

Et cependant ce même Duhamel qui voit si nettement la *superposition* des couches, conserve l'*extension* de Havers[2].

[1] *Ibid.* p. *id.* Il peut arriver pourtant qu'il se fasse une mosaïque : mais c'est qu'alors, dans une couche osseuse donnée, il y a tout à la fois et des *parties formées* qui ne rougissent pas malgré l'usage de la garance, et des *parties non formées* qui rougissent. « Je suppose, « dit Duhamel, que, quand on met un animal à l'usage de la garance, une des lames qui com- « posent le canal médullaire soit à moitié ou aux deux tiers endurcie ou ossifiée, assurément « toutes les molécules déjà ossifiées resteront blanches malgré l'usage de la garance, puisque « le suc colorant n'agit point sur les parties qui sont endurcies précédemment à l'usage de la « garance; néanmoins cette lame acquerra dans la suite une teinte rouge, car puisque j'ai « supposé que cette lame n'était pas entièrement ossifiée, il faut pour qu'elle acquière toute « sa dureté, que des molécules qui n'étaient pas endurcies parviennent à l'être.... Ces par- « ticules seront dans le cas de recevoir le suc colorant de la garance, puisqu'elles s'endurcis- « sent pendant que l'animal en usera dans sa nourriture. Voilà donc des particules rouges « qui s'interposeront entre les particules blanches, et qui feront une mosaïque, si fine, à la « vérité, que l'œil ne pourra pas distinguer les molécules blanches des molécules rouges, mais « qui donnera à cette lame une teinte rouge plus ou moins forte, suivant qu'il y aura plus « ou moins de parties rouges interposées entre les particules blanches. » IVe *Mém.* p. 103.

[2] « Le diamètre du canal médullaire augmente, et il augmente sûrement par l'extension « des lames osseuses qui forment ce canal. » IVe *Mém.* p. 108. « Je pense que l'augmentation « de grosseur des os, qui dépend de l'élargissement du canal médullaire, est uniquement « produite par l'extension des lames osseuses. » *Ibid.* p. 109.

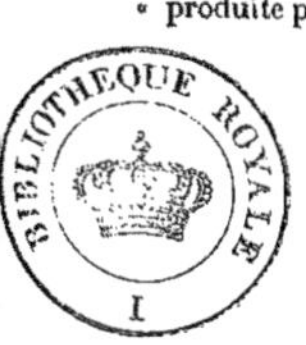

Chose étrange, il conserve l'*extension* de Havers, et il nie la cause par laquelle Havers l'explique (et la seule même par laquelle elle puisse être expliquée), c'est-à-dire l'interposition des molécules nouvelles.

En effet, l'*extension* est déterminée, dans la théorie de Havers, par l'interposition des molécules nouvelles; mais par quoi serait-elle déterminée, dans la théorie de Duhamel?

Duhamel ne conserve donc l'*extension*, cause supposée, que parce qu'il ne voit pas la cause réelle, ou la *résorption*.

La superposition des couches osseuses externes, vue par Duhamel, est le premier fait; la résorption des couches osseuses internes, vue par J. Hunter[1], est le second; ces deux faits réunis donnent tout le mécanisme de l'accroissement des os.

§ IV.

Mais si, d'une part, des molécules nouvelles sont incessamment déposées, si, d'autre part, des molécules anciennes sont incessamment résorbées, il y a donc mutation continuelle de la matière.

La mutation continuelle de la matière est le résultat général, et le résultat le plus important, de toutes les expériences de cet ouvrage.

§ V.

Je vois, dans mes expériences par la garance, les couches internes de l'os disparaître; elles sont donc résorbées.

Je vois le canal médullaire de l'os s'accroître; et des expériences sûres me montrent qu'il n'y a point *extension* de l'os : il n'y a

[1] Voyez, dans la traduction française des *OEuvres de J. Hunter* par M. Richelot, le chap. VI du t. III.

point *extension* de l'os, il y a donc *résorption* de l'os; car il faut nécessairement l'une ou l'autre de ces deux choses pour que le canal médullaire s'accroisse, et si l'une n'est point, l'autre est donc.

Je vois, dans mes expériences mécaniques, que l'os placé sous l'anneau *ne s'étend pas, ne se rompt pas, ne se rejoint pas par-dessus l'anneau,* comme l'avait dit Duhamel. Et cependant le canal médullaire s'accroît; les lames internes de l'os sont donc résorbées.

Je fracture un os long sur un animal jeune, très-jeune. Au bout de quelque temps, les bouts séparés se rejoignent; mais ils portent des traces de leur jonction. J'attends quelque temps et ces traces sont déjà bien effacées. J'attends quelque temps encore, et ces traces ont disparu. Elles ont disparu, et par conséquent aussi les couches qui les portaient, et par conséquent ces couches ont été résorbées.

Je détruis la membrane médullaire d'un os : cet os meurt; un nouvel os se forme autour de cet os mort; une nouvelle membrane médullaire s'insinue entre l'os nouveau et l'os mort; enfin cet os mort diminue peu à peu de volume, il s'amoindrit, il finit par disparaître; il est donc résorbé.

J'examine l'os long d'un fœtus (l'humérus, le fémur, le radius, par exemple) et je trouve le canal médullaire plein de tissu spongieux. J'examine ce même os long dans l'animal adulte, et je trouve toute la région moyenne du canal médullaire, toute la région qui répond au corps de l'os, vide ou sans tissu spongieux[1]. Ce tissu spongieux a disparu; il a donc été résorbé[2].

[1] Voyez les pièces 7 et 8, de la Planche XI. Les pièces marquées du n° 7, sont les deux moitiés du tibia gauche d'un fœtus humain : tout l'intérieur de l'os, hors une petite portion de la région moyenne de la pièce A, est plein de tissu spongieux.

Les pièces, marquées du n° 8, sont les deux moitiés de l'humérus droit d'un chat, mort au moment de sa naissance. Tout le canal médullaire est exactement plein de tissu spongieux.

[2] J. Hunter donnait déjà, pour preuves de la résorption des os, les racines des dents de la

§ VI.

J'ai rapporté, dans le IIIᵉ chapitre de cet ouvrage[1], ces belles paroles de Buffon : « Ce qu'il y a de plus variable et de plus corruptible dans la nature, c'est la substance. » J'y ai rapporté aussi de belles paroles de G. Cuvier qui a défini la vie « un tourbillon continuel. »

Ce même G. Cuvier a dit encore : « Le corps vivant ne garde pas « un instant le même état ni la même composition ; plus sa vie est « active, plus ses échanges et ses métamorphoses sont continuels ; et « le moment indivisible de repos absolu, que l'on appelle *la mort* « *complète,* n'est que le précurseur des mouvements nouveaux de la « putréfaction[2]. »

Encore une fois, car je l'ai déjà dit ailleurs, l'expérience ne semble-t-elle pas ici transformer en faits les belles paroles de Buffon et de G. Cuvier ?

§ VII.

« Je ne décide point, dit Duhamel, si, dans le périoste d'un « enfant, toutes les couches qui doivent se développer successive- « ment y sont contenues en raccourci, ou s'il s'en forme de nou- « velles..... Ces questions ne peuvent être éclaircies par des ex- « périences[3]. »

première dentition qui, poussées par les dents de la seconde dentition, s'usent et disparaissent ; la cloison que le cal forme dans le canal médullaire et qui disparaît ; la diminution de poids de la plupart des os dans la vieillesse ; il donnait pour preuve de la résorption en général la disparition de la membrane pupillaire, du thymus, etc., etc. Voyez ses *OEuvres complètes* (traduction française), t. III, chap. VI.

[1] Voyez ci-dessus, p. 26.

[2] *Rapport historique sur les progrès des sciences naturelles.*

[3] IVᵉ *Mém. sur les os*, p. 98.

Ces questions ne peuvent être éclaircies par des expériences : et pourquoi? l'expérience les résout, au contraire, de la manière la plus formelle.

Il se forme sans cesse des couches nouvelles; et, loin que, dans le périoste d'un enfant, se trouvent *en raccourci*, toutes les couches qui devront se développer plus tard, le périoste actuel, le périoste actuel tout entier, aura bientôt disparu, et, à sa place, il se sera formé un périoste nouveau, et entièrement nouveau.

Il y a donc *formation* continuelle de couches nouvelles, *résorption* continuelle de couches anciennes, en un mot, *mutation* continuelle de la matière; et, pour emprunter ici encore à G. Cuvier une admirable parole : « C'est se faire une idée fausse de la vie, que de la « considérer comme un simple lien qui retiendrait ensemble les « éléments du corps vivant, tandis qu'elle est, au contraire, un « ressort qui les meut et les transporte sans cesse[1]. »

CHAPITRE XIV.

Du moule intérieur de Buffon.

§ I.

Il y a donc, d'un côté, mutation continuelle de la matière; il y a, de l'autre, persistance des formes.

Mais comment la mutation continuelle de la matière peut-elle s'allier avec la persistance des formes?

C'est ici que se rapporte l'idée du *moule intérieur* de Buffon. Buffon n'imagine, évidemment, un *moule intérieur* que pour concilier l'idée de la mutation de la matière avec l'idée de la persistance des formes.

[1] *Rapport historique sur les progrès des sciences naturelles.*

§ II.

« Le corps d'un animal, dit Buffon, est une espèce de *moule* « *intérieur*, dans lequel la matière qui sert à son accroissement se « modèle et s'assimile au total[1]. »

La contradiction que présentent ces mots, *moule intérieur*, a été remarquée par tout le monde. Elle l'avait été par Buffon lui-même : « On peut nous opposer, dit-il, que cette expression, *moule* « *intérieur*, paraît d'abord renfermer deux idées contradictoires, « que celle du moule ne peut se rapporter qu'à la surface, et que « celle de l'intérieur doit ici avoir rapport à la masse ; c'est comme « si on voulait joindre ensemble l'idée de la surface et l'idée de « la masse, et on dirait tout aussi bien une surface massive qu'un « moule intérieur[2]. »

Au reste, ce qu'a d'obscur, au premier aspect, l'expression de *moule intérieur* disparaît bientôt, car le *moule intérieur* n'est que le corps même de l'animal.

« Il nous paraît certain, dit Buffon, que le corps de l'animal ou « du végétal est un moule intérieur qui a une forme constante, mais « dont la masse et le volume peuvent augmenter proportionnelle- « ment, et que l'accroissement, ou, si l'on veut, le développement « de l'animal ou du végétal, ne se fait que par l'extension de ce « moule dans toutes ses dimensions extérieures et intérieures ; que « cette extension se fait par l'intussusception d'une matière accessoire « et étrangère qui pénètre dans l'intérieur, qui devient semblable à « la forme et identique avec la matière du moule[3]. »

[1] T. III, p. 60 : édition in-12 de l'Imprimerie Royale.

[2] *Ibid.* p. 51.

[3] T. III, p. 62. Il dit encore : « Comme les corps organisés ont une certaine forme que

Le *moule intérieur*, c'est-à-dire le corps même de l'animal, ne s'accroît donc que par *extension*; cette *extension* se fait par *intussusception*, par *interposition*; et par conséquent l'idée de Buffon, sérieusement examinée, n'est, au fond, que l'idée commune.

Or, cette idée commune n'est pas exacte : ce serait plutôt une *idée inverse* qui se trouverait ici être l'idée vraie. Ce qu'il y a de premièrement formé dans l'animal, ce qui *préexiste*, ce n'est pas un *moule*, mais un *noyau*.

§ III.

Dans toutes mes expériences, l'os se forme toujours par couches externes, et par conséquent, toujours de plus en plus grandes, puisque les nouvelles renferment toujours les anciennes; voilà la raison mécanique de l'accroissement de l'os.

D'un autre côté, les couches nouvelles qui se déposent sur les couches anciennes se modèlent sur elles; voilà la raison mécanique de la persistance des formes.

Les couches anciennes sont donc le *type intérieur*, le *noyau* sur lequel se forment les couches nouvelles; il y a donc, dans chaque partie, un *noyau primitif;* et l'accroissement d'un organe n'est que la reproduction, de plus en plus agrandie ou développée, de ce *noyau*.

« nous avons appelée le *moule intérieur*, les parties organiques poussées par l'action de la « force pénétrante, ne peuvent y entrer que dans un certain ordre relatif à cette forme, ce « qui par conséquent ne la peut pas changer, mais seulement en augmenter toutes les di- « mensions, tant extérieures qu'intérieures, et produire ainsi l'accroissement des corps or- « ganisés et leur développement. » (T. III, p. 67.)

§ IV.

Du noyau primitif donné semblent donc dépendre et l'accroissement des parties, et la persistance des formes. Mais, comment s'est formé ce premier noyau? Question d'un tout autre genre que celles qui m'occupent ici, et sur laquelle on ne voit pas même encore comment l'expérience directe pourrait avoir prise.

CHAPITRE XV.

Rapidité de la coloration des os par la garance.

§ I.

On a vu combien la coloration des os par la garance est rapide.

Dans une de mes expériences, tout le squelette avait déjà une coloration marquée au bout cinq heures.

Au bout de douze heures, on a une coloration plus marquée encore; au bout de vingt-quatre heures, elle est très-intense, etc.

Comment expliquer cette rapidité de coloration?

§ II.

Il faut se rappeler d'abord que les parties *qui se forment* sont les seules qui se colorent.

Les parties complétement formées ne se colorent pas[1].

[1] Voyez ci-dessus, chapitre II, p. 14.

Je dis *complétement formées ;* en effet, toute partie qui est *en état de formation* se colore, et se colore toujours d'autant plus que la *formation* y est plus active.

§ III.

Le sang arrive aux os par leurs deux périostes : par le périoste externe, et par le périoste interne.

Aussi les os peuvent-ils être colorés par leurs deux faces, par la face interne et par la face externe; car c'est le sang qui apporte à l'os le principe colorant de la garance.

Plus donc il arrivera de sang dans un point donné de l'os, plus il y arrivera aussi nécessairement de principe colorant, et plus par conséquent il y aura de coloration, plus ce point sera coloré.

§ IV.

Or, jamais un point quelconque d'un os ne reçoit plus de sang que lorsqu'il est *en état de formation*. Et plus la formation y est active, plus il reçoit de sang.

Si donc tout l'os est *en état de formation*, tout l'os se colorera. C'est ce qui arrive en effet, quand on soumet à l'usage de la garance un animal très-jeune; dans ce cas, toute l'épaisseur des os se colore.

Les fig. marquées du numéro 10, dans la **Planche XI**, sont les deux moitiés du tibia droit d'un jeune pigeon qui a été soumis à l'action de la garance pendant quatre mois et seize jours. Toute l'épaisseur de l'os est rouge.

Les fig. marquées du numéro 7, dans la **Planche XII**, sont les deux moitiés du fémur d'un pigeon de quinze jours à peu près. L'animal n'a été soumis à l'action de la garance que pendant vingt-quatre heures. Toute l'épaisseur de l'os est rouge.

§ V.

A mesure qu'une portion d'os est formée, la circulation y diminue, le sang y arrive en moindre abondance, et par conséquent le principe colorant aussi.

Enfin, la portion d'os complétement formée n'admet que le principe colorant du sang même ; le principe colorant de la garance n'y arrive plus[1].

§ VI.

Ainsi donc : 1° c'est le sang qui apporte le principe colorant de la garance ;

2° Les portions d'os qui sont *en état de formation*, étant celles qui reçoivent le plus de sang, sont aussi celles qui reçoivent le plus de principe colorant, et par conséquent qui se colorent le plus ;

3° A mesure qu'une portion d'os est formée, la circulation s'y affaiblit ; et par conséquent aussi l'abord du principe colorant, et par conséquent aussi la coloration.

§ VII.

Il ne faut pas croire que la couche qui se colore soit une couche qui se dépose en même temps que la coloration se fait.

[1] MM. Serres et Doyère, qui ont vu les deux colorations et la couche blanche qui les sépare, supposent, pour expliquer la non-coloration de cette couche intermédiaire, que le sang n'y arrive que « après s'être dépouillé (à son passage dans les couches qu'il a déjà traversées) de toute la matière colorante qu'il contenait. » (Voyez les *Comptes rendus des séances de l'Académie des sciences*, séance du 21 février 1842, p. 304.)

L'extrême rapidité de la coloration prouve que cela n'est point. Les molécules ne sont donc pas apportées toutes rougies. Les molécules sont déjà déposées, elles sont déjà en place quand le sang leur apporte le principe colorant qui les rougit.

Enfin, les seules couches qui rougissent sont les couches qui se trouvent en voie de formation; et cela, parce qu'elles reçoivent beaucoup de sang, et que, recevant beaucoup de sang, elles reçoivent aussi beaucoup de principe colorant.

CHAPITRE XVI.

Inégalité de coloration dans les divers points des os. — Cercles rouges, intérieurs et extérieurs, incomplets.

§ I.

Il y a presque toujours, dans un os qui se colore, des points qui restent blancs.

Par exemple, dans les os longs, certains points, placés à la partie externe de l'os[1].

C'est que ces points étaient complétement formés quand l'animal a été mis à l'usage de la garance, et qu'ils ne se sont pas développés depuis.

§ II.

Les cercles rouges, tant l'extérieur que l'intérieur (quand il y en a un), sont ordinairement complets. Voyez, en particulier, les figures 10 et 25 de la Planche X.

[1] Voyez la fig. 1 de la Planche X; voyez les figures de la Planche III, etc., etc.

Cependant, il arrive souvent que l'un ou l'autre, ou même l'un et l'autre, sont incomplets[1]. C'est que l'ossification se fait, tantôt dans tout le pourtour intérieur et extérieur de l'os, et alors les cercles, intérieur et extérieur, sont complets; et que tantôt elle ne se fait que dans une portion du pourtour interne et externe, et alors les cercles sont incomplets.

CHAPITRE XVII.

Mécanisme de la reproduction du périoste.

§ I.

Le périoste se reproduit, comme l'os, par couches externes et superposées.

Les expériences mécaniques, faites au moyen d'un anneau de fil de platine passé autour du périoste, le prouvent avec évidence.

Dans ces expériences, l'anneau est placé par-dessus le périoste; et l'on voit encore ce périoste ancien sous l'anneau, que déjà un périoste nouveau se forme par-dessus cet anneau et le recouvre.

§ II.

La fig. 19 de la Planche X montre, sur un point de l'os, l'ancien périoste recouvert par l'anneau; et, sur un autre point, le périoste nouveau recouvrant déjà l'anneau.

§ III.

Le fait que le périoste recouvre l'anneau, est de toute évidence dans les fig. 19, 20, 21, 22, 23 et 24 de la Planche X.

[1] Voyez la fig. 28 de la Planche X.

Mais le périoste ancien pressé par l'anneau aurait pu, dira-t-on, se rompre et se rejoindre ensuite par-dessus l'anneau.

La fig. 19 de la Planche X, figure déjà citée, lève toute espèce de doute à cet égard.

Là le périoste ancien subsiste, il ne s'est point rompu, et un autre périoste, c'est-à-dire un périoste nouveau, recouvre l'anneau.

§ IV.

Le périoste se forme et se reproduit donc par couches externes et superposées.

CHAPITRE XVIII.

Forces de la vie.

§ I.

Il est impossible, pour peu que l'on ait suivi avec quelque attention les expériences de cet ouvrage, que l'on ne soit pas frappé de l'aspect nouveau sous lequel se présentent les forces de la vie.

La matière n'est, selon l'heureuse expression de G. Cuvier, que *dépositaire* de ces forces. La matière actuelle ne les a qu'en dépôt; elle les a reçues de la matière qui l'a précédée; et ne les a reçues de cette matière qui l'a précédée que pour les transmettre à celle qui doit la remplacer elle-même.

§ II.

Ainsi donc, la matière passe et les forces restent.

Or, ce sont ces forces qui donnent aux êtres et le mouvement et la forme.

La physiologie, bien vue, est proprement l'étude des forces.

Sans doute, ces forces se manifestent par la matière; sans doute, elles résident successivement en chacune de ces molécules de la matière qui se succèdent; mais d'abord, la matière n'est pas stable, et la force l'est; et, en second lieu, la matière qui s'écoule sans cesse, ne fait pas l'individu, l'être; ce qui fait l'individu, l'être, n'est pas ce qui passe mais ce qui reste, c'est-à-dire la force.

CHAPITRE XIX.

Examen de quelques objections faites, à différentes époques, contre la théorie du renouvellement des organes.

§ I.

La théorie du *renouvellement des organes* n'est pas nouvelle. Les objections contre cette théorie ne le sont pas non plus. La réfutation même de la plupart de ces objections ne l'est pas.

« Comme plusieurs auteurs et des plus accrédités, disait déjà « Haller, se sont opposés à la consomption des parties solides du « corps animal, il paraît nécessaire d'en donner des preuves « exactes.

« On tire une objection des cicatrices qu'on dit ineffaçables.....; « on ajoute à cet exemple celui des figures qu'on trace sur la

« peau avec de la poudre à canon, etc. Ces cicatrices, ces figures, « durent autant que la vie, dit-on; les parties solides ne se re- « nouvellent et ne changent donc pas; car si elles se consumaient, « elles seraient remplacées par des parties nouvelles.

« Il est sûr cependant que les sucs osseux se renouvellent, j'en- « tends les sucs fixés dans la substance des os et qui en font une par- « tie effective. On a fait beaucoup d'expériences avec la garance; « elle teint en peu de temps les os des animaux : ce sont les parti- « cules colorantes qui se déposent entre les éléments de la terre « animale des os....

« Or, dès qu'on retranche la garance de la nourriture de l'animal, « la rougeur de ses os disparaît en peu de temps et la blancheur na- « turelle reprend le dessus. Il faut donc que les particules de la « garance, qui étaient déposées entre les éléments terrreux, se re- « pompent, rentrent dans le sang et qu'elles abandonnent cette « terre[1].

« Rien n'est plus connu de nos jours que l'amollissement des os... « Pour amollir un os qui a été dur, il faut que les éléments terreux « déposés dans la cellulosité de l'os rentrent dans la masse des hu- « meurs[2], et abandonnent les lames osseuses et la colle animale qui « leur donne une consistance de cartilage....

« Mais si, dans l'animal nourri de garance, les parties solides des « os sont rentrées dans le sang,..... rien ne nous porte à croire qu'il « se fasse alors une circulation d'éléments terreux qui n'ait pas lieu « dans le cours ordinaire de la nature.....

[1] Ici Haller se trompe; ce ne sont pas les *particules colorantes* qui *abandonnent* les particules terreuses; ce sont les particules terreuses colorées qui, elles-mêmes, sont résorbées. C'est là ce que démontrent toutes les expériences de cet ouvrage. Au reste, Haller lui-même va bientôt le dire aussi.

[2] Voilà que Haller dit, en effet, que ce sont les *particules terreuses elles-mêmes qui rentrent dans la masse des humeurs*.

« On a vu d'ailleurs, et le cas n'est pas rare, les os diminuer de « poids et d'épaisseur.....

« Rien n'est plus commun encore que les membranes qui se dé- « tachent des intestins et qui se réparent.....

« L'épiderme se consume et se répare avec rapidité, etc., etc.[1] »

§ II.

De nos jours, un ingénieux physiologiste, M. Isid. Bourdon, a reproduit quelques-unes des objections, déjà combattues par Haller.

Examinons donc encore une fois, et l'une après l'autre, chacune de ces objections. Les passages marqués de guillemets, sont les objections mêmes de M. Isid. Bourdon. Après chaque objection vient ma réponse.

1° « La garance ne colore d'une manière sensible que les os, etc[2]. »

Sans doute. C'est que les os seuls contiennent du *phosphate calcaire*, et que le principe colorant de la garance ne s'attache qu'au *phosphate calcaire*.

2° « La garance ne rougit pas toute l'étendue, toute l'épaisseur « d'un os, elle n'en rougit que la surface. »

C'est ce que l'on croyait avant moi. Mes expériences montrent que toute l'*épaisseur de l'os* est souvent rougie[3]. Toute l'épaisseur de l'os est rougie, quand toute l'épaisseur de l'os est *en état de formation*.

« 3° L'absorption enlève aux tissus vivants tout ce qui leur est

[1] Voyez, dans l'*Encyclopédie de Diderot et de d'Alembert*, l'article intitulé : *Preuves de la consomption des parties solides du corps animal* (à la suite de l'article *Nutrition*).

[2] *Principes de physiologie comparée*, etc., 1830. T. I, p. 574 et suiv.

[3] Voyez les fig. marquées du n° 10, dans la Planche XI ; les fig. marquées du n° 7, dans la Planche XII, etc., etc.

« étranger ; mais gardons-nous d'en tirer la conséquence que ces « tissus, formant trame vivante, éprouvent une rénovation. »

Ou je me suis complétement trompé, ou mes expériences montrent que c'est le *tissu même* des organes qui est renouvelé. Je l'ai déjà dit : la couleur d'un os disparaît, non parce que les *particules colorantes* sont résorbées et enlevées, mais parce que l'os même disparaît.

4° « Il est des taches, des empreintes, des colorations d'organes, « qui persistent toute la vie sans jamais disparaître. »

S'il est des *taches*, des *empreintes*, des *colorations d'organes qui persistent toute la vie*, pourquoi n'en serait-il pas de même des colorations produites par la garance? Quand une particule du *principe colorant* de la garance s'est combinée avec une particule du *phosphate calcaire* de l'os, cette particule de *phosphate calcaire* reste colorée, tant qu'elle reste dans l'os. Si l'on soumet à l'action de la garance un animal qui touche au terme de son accroissement, ses os se colorent : que l'on suspende alors le régime de la garance, et les os de l'animal resteront colorés[1]. Il est un moment où les dents de la première dentition cessent de croître[2] ; si elles se trouvent colorées à ce moment, elles le restent toujours.

« 5° La teinte noire produite par la pierre infernale, les figures « tracées capricieusement sur la peau de nos soldats, cette sorte de « tatouage est indélébile. »

Je n'ai pas eu occasion d'étudier la coloration produite par la pierre infernale.

Quant au tatouage, il est *indélébile* parce qu'il résulte d'une opé-

[1] Du moins pendant très-longtemps, parce que, dans l'animal adulte, le mouvement qui *renouvelle* les particules de l'os est, ainsi qu'on l'a déjà vu, très-lent.

[2] C'est-à-dire cessent d'éprouver le mouvement rapide qui en renouvelle les particules, tant qu'elles croissent.

ration toute mécanique. Il n'y a rien de vital dans le *tatouage*. Une matière colorante est *mécaniquement* portée dans les interstices de la peau. Elle y est déposée et y reste en dépôt. Elle y reste matière étrangère, sans combinaison chimique, sans union organique, avec la peau. Autour d'elle, tout vit et se renouvelle; elle seule qui ne vit pas[1], ne se renouvelle pas.

6° « Les cicatrices non plus ne disparaissent jamais. »

Il y a des cicatrices qui s'effacent. Une simple incision de la peau se guérit sans laisser de cicatrice[2]. Quand il y a eu perte de substance, il se forme une peau nouvelle; et cette peau nouvelle est ce qu'on appelle vulgairement une *cicatrice*. Or, cette peau nouvelle a sa structure propre; et vouloir que les *cicatrices disparaissent*, c'est vouloir que cette peau nouvelle, que cet organe nouveau *disparaisse*.

7° « Il est démontré qu'aucune partie des organes ne se reproduit. »

Le contraire est démontré par toutes mes expériences, par toutes celles de Troja, par celles de Macdonald, etc. Quand on a détruit la membrane médullaire d'un os, l'os entier se reproduit[3].

8° « Si un organe pouvait se renouveler totalement, comment « par la même raison, pourrait-il ne pas se reproduire, quand il est « détruit ou mutilé. »

Il y a une grande différence, pour un organe, entre *se renouveler* et *se reproduire*. Si vous coupez un membre à une salamandre, à

[1] C'est-à-dire qui ne fait pas *un* avec un principe quelconque de la peau, comme le principe colorant de la garance fait *un* avec le phosphate calcaire de l'os.

[2] Je me suis assuré bien souvent, dans des expériences que je publierai bientôt, que la simple incision de la peau est suivie d'une réunion qui, au bout de quelque temps, ne laisse plus de cicatrice sensible.

[3] Voyez ci-dessus, p. 34.

une écrevisse, etc., ce membre se reproduit; si vous détruisez, sur un animal à sang chaud, la membrane médullaire d'un os, cet os se reproduit; si vous détruisez l'épiderme, l'épiderme se reproduit, etc. Voilà de vrais exemples de *reproduction*.

La *rénovation* est tout autre chose. Je nourris un animal avec de la garance, et bientôt une couche rouge se forme sur la face externe des os. J'interromps alors l'usage de la garance; et voici ce qui arrive. Cette couche rouge, qui était externe, se recouvre d'abord de couches blanches, et alors elle se trouve placée entre des couches blanches externes et des couches blanches internes; puis les couches blanches internes disparaissent; puis la couche rouge, devenue interne d'externe qu'elle était d'abord, disparaît à son tour. Il y a donc eu *rénovation* entière de l'os; cependant ce même os, mutilé, retranché (car je parle ici d'un animal à sang chaud), ne se serait pas reproduit. La *rénovation* n'est donc pas la *reproduction*.

9° « Alors même qu'il serait prouvé que les os éprouvent une sorte « de rénovation, il n'en faudrait rien conclure pour la masse des « organes. »

Non, assurément. Il ne faut conclure la rénovation pour chaque organe[1], que d'expériences faites sur chaque organe. La rénovation d'un organe ne prouve pas celle des autres; elle la rend seulement probable.

10° « Des sels abondants remplissent les mailles de leur tissu (du « tissu des os) et l'on conçoit que ces sels se renouvellent, sans que « les tissus éprouvent de pareils changements. »

Je le répète : ou je me suis complétement trompé, ou mes expériences démontrent que ce ne sont pas seulement les *sels* qui se renouvellent (ce qui pourtant serait déjà beaucoup), mais le *tissu même*.

[1] Comme pour chaque espèce d'animal.

Et d'ailleurs, le périoste se reproduit; l'épiderme se reproduit; il n'y a pas là seulement *rénovation de sels :* un os entier se reproduit; il y a là plus qu'une simple *rénovation de sels.*

Concluons que les os se renouvellent, et que ce qui est prouvé pour ces parties, est au moins très-probable pour les autres.

§ III.

Après M. Isid. Bourdon, est venu M. Gabillot.

1° « Si l'on plonge, dit M. Gabillot, un os dans une décoction « de garance, il rougit[1]. »

Il rougit, mais il ne rougit pas comme l'os coloré sur l'animal vivant par le régime de la garance.

La coloration de l'os mort, plongé dans une décoction de garance, n'a ni le siége, ni la circonscription du cercle rouge, formé sur un animal vivant par le régime de la garance. J'ai fait représenter dans la fig. 14 de la Planche XI, un tibia de chien qui a été plongé pendant deux jours dans une décoction de garance. Que l'on compare la coloration de cet os avec la coloration des autres os, représentés dans les Planches de cet ouvrage.

2° « Si l'on place les mêmes os rouges dans un bain d'eau aci- « dulée ou alcaline, on ne tarde pas à obtenir, *dans le même ordre,* « l'expulsion de proche en proche de la matière colorante. »

La *décoloration* a lieu ici *dans le même ordre* que la *coloration.* L'os, plongé dans une décoction de garance, se *colore* de l'extérieur à l'intérieur : plongé dans un bain d'eau acidulée, il se *décolore* de l'extérieur à l'intérieur.

[1] Voyez les *Comptes rendus* des séances de l'Académie des Sciences ; séance du 14 février 1842, p. 279.

Voilà ce qui arrive sur l'os mort. Eh bien, la marche du phénomène, dans les expériences sur l'animal vivant, est précisément inverse. Les couches nouvelles se déposent à l'extérieur; les couches anciennes sont résorbées à l'intérieur.

De plus, et je l'ai déjà répété bien des fois : dans mes expériences, il n'y a jamais proprement décoloration. Jamais la matière colorante n'est isolément résorbée.

Cette matière colorante reste toujours dans la couche d'os qui la contient; c'est cette couche d'os même qui finit par être résorbée, et avec elle, par conséquent, la matière colorante.

Il n'y a donc pas successivement coloration et décoloration; mais coloration de couches, et résorption de ces couches colorées au bout d'un certain temps, c'est-à-dire, quand par la résorption des couches anciennes et intérieures de l'os, les couches colorées, d'abord les plus nouvelles et les plus extérieures, ont fini par devenir les plus anciennes et les plus intérieures par conséquent.

Enfin M. Gabillot dit que le phénomène dont il s'agit est *purement chimique*.

Je demande, moi, comment il pourrait se faire qu'il ne fût pas *chimique*, et *purement chimique*.

§ IV.

« Rutherford, dit Béclard, a expliqué l'effet de la garance sur « les os seuls, et à l'exclusion de toutes les autres parties du corps, « par une affinité chimique de la matière colorante de la garance « pour la substance terreuse des os[1]. »

« La coloration des os d'un animal vivant par l'usage de la ga-

[1] *Eléments d'anat. génér.* p. 507.

« rance, dit Rutherford lui-même, est entièrement analogue à la « formation des *laques*[1]. » — « Le phosphate de chaux, ajoute-t-il, « est un excellent mordant pour la garance ; il a une grande affinité « pour elle, et par conséquent est admirablement disposé pour offrir « une base à la matière colorante de cette substance[2] ». Il dit encore que : « Si l'on combine, à l'instant de sa formation, du phosphate « de chaux (fait artificiellement) avec de la matière colorante de « la garance, il se fait une laque rouge, précisément de la même « couleur que celle des os des jeunes animaux, qui sont nourris avec « de la garance[3]. »

Pris en soi, le fait de la coloration des os par la garance, n'est

[1] M. Blake, *disput. inaug. de dentium formatione*, 1789, p. 121.

[2] *Ibid*. pag. *id*.

[3] *Ibid*. pag. 122. La *coloration* étant ainsi expliquée par la combinaison du *phosphate calcaire* de l'os avec le *principe colorant* de la garance, reste à expliquer la *décoloration*. Selon moi, il n'y a pas *décoloration*, mais résorption des particules osseuses colorées. Au reste, voici ce que je lis dans un article de la *Gazette médicale de Paris*, t. VIII (1840), p. 204, sur un travail de M. Paget, travail récent, et que je regrette de n'avoir pu me procurer.

« L'auteur se propose dans cette communication de rendre aux expériences faites avec la « garance sur le développement des os, l'importance qu'elles avaient à peu près perdue de- « puis la publication du travail de Gibson sur ce sujet ; il rappelle d'abord que, bien que « Hérissant eût le premier reconnu que c'est à la matière terreuse des os seulement que s'u- « nit la garance qui les colore, cependant c'est le docteur Rutherford qui le premier démon- « tra que cette union s'opère dans les os, sous l'influence des lois de l'affinité chimique qui « agissent dans le corps vivant et qu'elle ne diffère pas de la méthode bien connue des tein- « turiers, par laquelle on obtient une couleur fixe en combinant une matière colorante so- « luble avec une matière insoluble qu'on appelle mordant. La couleur rouge des os des ani- « maux soumis à une alimentation avec la garance et la disparition de cette couleur dans les « animaux, quelque temps après qu'on avait cessé de leur administrer cette substance colo- « rante, s'expliquaient tout simplement, dans cette hypothèse, comme un effet de la nutrition « interstitielle, qui enlève continuellement d'anciennes particules organiques pour en met- « tre de nouvelles à la place ; mais Gibson chercha à prouver que ces expériences indui- « saient les physiologistes en erreur, en supposant que le retour des os au blanc, après « avoir été rougis par l'usage de la garance, n'était pas un effet de la nutrition, mais déque le fait de la combinaison du *phosphate calcaire* de l'os avec le *principe colorant* de la garance; pris en soi, le fait de la coloration des os par la garance n'est donc qu'un *fait chimique* et *purement chimique*.

§ V.

MM. Serres et Doyère ont lu à l'Académie, le 21 février 1842, un Mémoire dans lequel ils proposent aussi quelques objections contre la théorie du *renouvellement des organes*[1].

Pour les auteurs, le fait de la coloration des os par la garance n'a pas une *grande importance physiologique*[2]. Pour eux le fait dont il s'agit n'est qu'un *phénomène de teinture*[3], n'est qu'un *fait chimique*.

Oui, sans doute, il y a dans ce fait, il y a dans tout fait de nutrition, d'accroissement, de sécrétion, etc., une partie chimique.

« pendait de ce que le sérum du sang ayant une plus grande affinité pour la matière colo-
« rante que le phosphate de chaux des os, cette matière colorante pouvait être enlevée aux
« os, sans que la substance terreuse à laquelle elle était unie primitivement, fût entraînée
« avec elle....... Il résulte, au contraire, des expériences de M. Paget, que le phosphate
« de chaux a une plus forte affinité que le sérum avec la matière colorante de la garance; il
« la lui enlève donc, et chaque particule de phosphate de chaux qui est déposée pendant
« que l'animal prend la garance, s'empare de la matière colorante que contient le sérum, et
« donne aux os une couleur rouge....... Si l'os rouge perd sa couleur quelque temps après
« que l'animal ne prend plus de garance,...... c'est probablement par la décomposition de
« la garance elle-même....... »

[1] *Comptes rendus des séances de l'Académie des sciences*. Séance du 21 février 1842. Je n'examine ici, de ce Mémoire, que la partie proprement *physiologique*. J'en examinerai la partie *microscopique* dans un travail qui suivra celui-ci. Quant à la partie *chimique*, elle n'est ni de ma compétence, ni de mon sujet.

[2] *Ibid*. p. 295.

[3] *Ibid*. p. 298.

Mais (ai-je besoin de le dire?) la difficulté n'est pas de prouver qu'il y a dans ces faits une partie chimique, la difficulté est de démêler, dans ces faits, la partie chimique de la partie physiologique.

§ VI.

Voyons donc les expériences des auteurs.

1re *Expérience*. « Un fragment d'os plongé dans une dissolution « de garance, se colore[1]. »

L'os plongé dans une décoction de garance se colore; mais, je l'ai déjà dit, il ne se colore pas de la même manière, il ne se colore pas suivant les mêmes lois que l'os qui se colore dans un animal vivant, sous l'influence du régime de la garance. Il y a circonscription régulière et déterminée dans la coloration de l'os vivant; et cette circonscription qui fait toute la différence, cette circonscription qui, ici, est tout, n'a point lieu dans l'os mort[2].

« La coloration est aussi fixe, elle pénètre au moins aussi pro« fondément.... Elle se conduit de la même manière avec les acides, « les alcalis, etc. [3] »

Tout cela n'est que le côté chimique du phénomène. Mais, dans l'animal vivant, la coloration est déterminée par les lois du développement; elle ne se fait qu'où ces lois le veulent; elle est donc l'expression de ces lois; et c'est là ce qui en fait l'importance physiologique.

[1] *Ibid*. p. *id*.
[2] Voyez la fig. 15 de la Planche. XI.
[3] *Mém. cit*. p. 298.

§ VII.

2° *Expérience*. Un fragment d'os est introduit dans les chairs d'un animal nourri de garance, et il se colore [1].

Comment en serait-il autrement? Il se colore comme se colore un fragment d'os plongé dans une décoction de garance : ici le procédé seul diffère, le fait est le même [2].

§ VIII.

3° *Expérience*. La coloration est produite par l'injection du principe colorant de la garance dans le système artériel [3].

Pourquoi non? Pourquoi le principe colorant de la garance, injecté dans le système artériel, c'est-à-dire porté par le système artériel à l'os, ne colorerait-il pas l'os? Mais, encore une fois (car ceci fait toute la question), la coloration se produit-elle, dans le squelette injecté, suivant les mêmes lois que sur l'animal vivant? S'y circonscrit-elle comme dans l'animal vivant?

Point du tout. Et, pour s'en convaincre, il n'y a qu'à comparer les fig. marquées du n° 16 de la Planche XI, avec celles des autres Planches de cet ouvrage.

§ IX.

Toutes ces expériences, en dernière analyse, ne font qu'une expérience [4], car elles ne font toutes que mettre en contact le prin-

[1] *Ibid.* p. *id.*

[2] Voyez les fig. 17 et 18 de la Planche XI.

[3] *Mém. cit.* p. 298.

[4] Je ne parle pas de l'expérience où une portion d'os se colore, quoique dépouillée de son périoste (*Mém. cit.* p. 299), parce que je ne l'ai pas encore répétée. Je n'y vois, d'ailleurs,

cipe colorant de la garance avec le phosphate calcaire de l'os : elles ne reproduisent toutes que la partie chimique du phénomène. La partie *vitale*, ou propre à l'organisme vivant, est dans les *lois de coloration* qui sont les *lois* mêmes de *formation*.

Sans doute que le principe colorant, dans le cas d'injection, arrive à l'os, comme lorsqu'il y est porté par la circulation ; mais il y arrive, en suivant d'autres lois, et ce sont ces autres lois qu'il importe de bien comprendre.

La partie rouge du sang n'arrive pas dans le cartilage ; dès qu'elle y arrive, l'os paraît.

L'os formé, le principe colorant du sang y arrive seul ; le principe colorant de la garance n'arrive que dans les portions d'os qui se forment ; et voilà pourquoi la marche de la coloration marque la marche de la formation de l'os ; voilà pourquoi la coloration des os, sur un animal vivant, a une très-grande importance physiologique.

§ X.

Enfin (et voici, au surplus, la seule expérience directe contre le renouvellement des organes), les auteurs ont soumis un pigeon au régime de la garance pendant un certain temps ; puis, ils ont interrompu le régime de la garance, et au moment où ils l'ont interrompu, ils ont coupé une aile à l'animal.

Au bout de huit mois, ils ont tué l'animal, et l'aile conservée s'est trouvée avoir la même couleur que l'aile amputée [1].

qu'une modification des trois précédentes. N'est-ce pas toujours le sang (ici le sang qui s'écoule des vaisseaux ouverts) qui porte à l'os le principe colorant de la garance ? Et, cela étant, pourquoi l'os, mis en contact avec le principe colorant de la garance, ne se colorerait-il pas?

[1] *Mém. cit.* p. 307.

§ XI.

Je montre, dans la fig. 10 de la Planche XII, le squelette d'un pigeon qui, après avoir été rougi par l'usage de la garance, est redevenu tout blanc, ou à très-peu près.

Le pigeon dont il s'agit, après avoir été soumis au régime de la garance pendant vingt-quatre heures, avait tous ses os du même rouge que les deux pièces marquées du n° 7 [1].

Ces deux pièces sont les deux moitiés du fémur d'un jeune pigeon qui, en effet, a été soumis au régime de la garance pendant vingt-quatre heures.

Je reviens au pigeon dont le squelette est représenté dans la fig. 10.

Ce pigeon, au moment où tous ses os étaient rouges, avait à peu près trois semaines.

A partir de ce moment, il a été rendu à la nourriture ordinaire pendant dix-huit mois; et tout, ou à peu près tout, s'est renouvelé dans ses os, car tout, ou à peu près tout, y est blanc [2].

En résumé, dans le phénomène de la coloration des os par la garance, il y a deux faits : le fait de la combinaison du principe colorant de la garance avec le phosphate calcaire de l'os, fait qui constitue la partie chimique du phénomène; et l'ordre que suit la marche de cette combinaison, ordre qui constitue la partie physiologique du phénomène.

[1] Toujours de la planche XII.

[2] J'ai, dans ma Collection, le squelette d'un pigeon qui, après avoir eu ses os rougis par l'usage de la garance, a été rendu à la nourriture ordinaire pendant huit mois.

La couleur des os est moins vive qu'elle ne l'était d'abord, mais elle subsiste. Et dans le squelette même du pigeon qui a survécu dix-huit mois à l'usage de la garance, quelques points osseux sont encore rouges.

Or, un pareil ordre, un ordre déterminé existe : toutes mes expériences le démontrent.

Et, puisqu'il y a un ordre donné, un ordre déterminé par les lois mêmes de la vie, il y a donc une partie physiologique dans le phénomène.

CHAPITRE XX.

Je termine ici la première partie de mon travail.

La seconde partie se composera :

1° D'un grand nombre d'expériences non encore terminées;

Et 2° d'un grand nombre d'autres qui m'ont été suggérées par les résultats mêmes de celles que je viens d'exposer dans cet ouvrage.

NOTES.

Je place ici deux *Notes :*

La première est l'extrait d'un travail que feu M. Robiquet, mon célèbre confrère à l'Académie, avait commencé à ma prière. M. Robiquet avait trouvé dans la garance deux principes colorants, il a retrouvé ces deux principes dans les os colorés par le *régime de la garance*.

La seconde *Note* est de M. Chossat, si connu par ses beaux travaux en physiologie. Les faits observés par M. Chossat démontrent, de la manière la plus formelle, la *résorption incessante* du phosphate calcaire. On sent combien il est à désirer que des faits, si curieux, soient répétés avec le plus grand soin, soit par M. Chossat lui-même, soit par d'autres physiologistes.

Recherches concernant la nature de la substance qui colore en rouge les os des animaux soumis au régime de la garance. — (Extrait d'une lettre adressée par M. Robiquet à M. Flourens.)

« J'ai opéré sur deux squelettes, l'un appartenant à un pigeon soumis au régime de la garance d'Avignon, l'autre à celui de la garance d'Alsace.

« Après avoir décanté l'alcool qui baignait ces squelettes, je les ai fait macérer dans l'acide hydro-chlorique faible, pour enlever tout le phosphate calcaire des parties osseuses. Je pensais arriver par ce moyen à l'élimination de la matière colorante qui n'est pas soluble dans l'eau acidulée ; mais cette matière, au lieu de se précipiter au fond du vase, comme je m'y attendais, s'est combinée avec toutes les parties molles du squelette, et leur a communiqué une teinte rosée uniforme qui a résisté même aux lavages alcalins. Pour pouvoir enlever la matière colorante, j'ai été obligé de broyer les débris des squelettes, et de les faire bouillir avec une solution concentrée d'alun. Cette opération a parfaitement réussi, et cela démontre bien que cette coloration est due à la garance, car nulle autre matière colorante ne produit le même effet. Il y a plus, c'est que la belle teinte rose que prend la solution alunée m'a démontré que c'était plutôt la purpurine que l'alizarine [1] qui se fixe sur les parties osseuses. Ce qui a achevé de me convaincre à cet égard, c'est que le squelette du pigeon soumis au régime de la garance d'Alsace, a fourni à la solution alunée une teinte rose beaucoup plus riche et plus franche. Or, nous avons précisément reconnu, M. Colin et moi, que la purpurine était plus abondante dans cette variété de garance que dans les autres [2]. Vous voyez donc, mon très-honoré collègue, que si la petite quantité de matière colorante ne m'a permis d'en opérer l'isolement complet, du moins j'ai pu acquérir l'entière conviction que la coloration était due à la garance. »

Note sur le système osseux, par M. Chossat.

« La question intéressante qui s'est débattue devant l'Académie des sciences, dans sa séance du lundi 21 février, m'engage à lui faire part, d'une manière anticipée, il est vrai, et pour prendre date seulement, du résultat sommaire d'expériences sur le même sujet, dont je m'occupe depuis près de deux ans.

« Les physiologistes qui, dans ces derniers temps, se sont occupés de la nutrition du système osseux, ont tous suivi la marche tracée par Duhamel : savoir, celle de rechercher les modifications qu'apporte dans l'apparence du tissu osseux l'usage d'une alimentation plus ou moins chargée de garance. La méthode que j'ai adoptée, est absolument différente ; elle attaque la question plus directement. J'avais eu l'occasion de m'assurer, dans mes expériences sur l'inanition, du besoin qu'ont les pigeons d'ajouter une certaine quantité de substances calcaires à celle que leur aliment habituel renferme naturellement. Ce besoin, peu prononcé d'abord, devenant ensuite assez impérieux, j'ai vu là une indication à suivre, et je me suis mis à étudier les effets qui pouvaient résulter de la privation de cette quantité additionnelle des principes calcaires. J'ai été conduit ainsi à des faits qui me paraissent très-dignes d'intérêt.

« Ces expériences sont d'une durée très-prolongée ; il en est qui se sont étendues jusqu'au dixième mois, et celles que j'ai actuellement en voie d'exécution, paraissent

[1] « Nous avons, M. Colin et moi, distingué dans la garance deux matières colorantes principales : l'une, l'*alizarine*, qui est la base de toute teinture solide en garance ; l'autre, la *purpurine*, qui est la base des belles laques roses de garance qu'on emploie pour la peinture. » (*Note de M. Robiquet.*)

[2] Et l'on a vu aussi, dans mes expériences, que la coloration des os a toujours été beaucoup plus marquée sous l'influence de la *garance d'Alsace* que sous l'influence de la *garance d'Avignon*.

devoir se prolonger bien plus longtemps encore. C'est même là, pour le dire en passant, ce qui m'à empêché jusqu'à présent d'obtenir le nombre d'expériences nécessaire pour motiver mes conclusions comme je désire qu'elles le soient.

« Mes pigeons n'ont été nourris que de blé, et d'un blé soigneusement trié grain par grain, afin de le débarrasser, soit des petites pierres qui s'y rencontrent, soit encore de tout grain étranger ou gâté qui pourrait altérer la régularité de l'alimentation. Je leur ingérais chaque jour un poids fixe et déterminé de ce blé, et je leur fournissais de l'eau à volonté.

« Ces animaux supportaient d'abord très-bien, et sans inconvénient apparent, ce mode d'alimentation; seulement ils picotaient leur cage plus souvent qu'ils ne l'auraient fait sans cela. Ils commençaient, en général, par engraisser et par augmenter beaucoup de poids. Mais au bout de un, de deux ou de trois mois de ce régime, l'animal augmentait ses boissons, et les portait successivement à deux, trois, quatre, cinq, six et même sept à huit fois leur quantité normale et primitive; les excréments, de solides qu'ils étaient en commençant, devenaient de plus en plus mous et diffluents; une diarrhée s'établissait, d'abord modérée, énorme ensuite; le poids du corps diminuait graduellement; et enfin, l'animal finissait par succomber entre le huitième et le dixième mois, à dater du début de l'expérience. C'est là une diarrhée qu'on pourrait appeler par insuffisance de principes calcaires, maladie dont on retrouve d'assez fréquents exemples chez l'homme, surtout lors du travail de l'ossification, mais dont la cause a été méconnue jusqu'à présent. Elle se prévient et se guérit par l'usage des préparations calcaires.

« Mais le résultat le plus remarquable de ces expériences, c'est l'altération du système osseux qui en a été la conséquence. En effet, la privation prolongée des substances calcaires (je parle de la portion de ces substances que nos animaux ajoutent instinctivement à leurs aliments), finissait par rendre les os tellement minces, que, même pendant la vie, ils se fracturaient avec une grande facilité. Ainsi, chez l'un de mes pigeons, j'ai trouvé tout à la fois le fémur gauche et les deux tibias fracturés. Peut-être l'animal avait-il engagé ses pattes entre les barreaux de sa cage; mais ceux-ci étant placés à un intervalle d'au moins deux centimètres les uns des autres, il aurait pu facilement les retirer. Quoi qu'il en soit, cet animal cessa dès-lors de boire et de digérer, et la mort survint quelques jours après par suite de sa triple fracture. C'était vers le commencement du huitième mois de l'expérience.

« Après la mort, j'ai retrouvé la même fragilité des os. Ainsi chez un autre pigeon, ayant cherché à étendre avec précaution la cuisse qui s'était refroidie dans la flexion, j'ai fracturé également le fémur.

« Chez ce même animal, le sternum était aussi singulièrement altéré. Avant de commencer l'autopsie, je trouvai la crête de cet os mobile, presque comme si elle était devenue cartilagineuse; l'ayant examiné après l'incision du corps, la substance osseuse avait disparu en beaucoup d'endroits, et ne paraissait remplacée que par le périoste. Après la macération, l'os s'est trouvé très-aminci, perforé d'un grand nombre de petits trous; il est devenu très-cassant, en sorte qu'il s'est divisé en un certain nombre de fragments minces et irréguliers, et qu'il se brisait même quand on essayait de le nettoyer avec la barbe d'une plume. Au reste, je tiens cette pièce à la disposition de l'Académie, et je suis prêt, si elle le désire, à la soumettre à son examen.

« J'ai soumis des animaux à l'usage du carbonate de chaux et à celui du sous-phosphate de chaux : je n'entre dans aucun détail sur ces expériences, soit parce qu'elles ne sont pas encore assez multipliées, soit parce que je suis encore loin d'avoir parcouru tout le champ que je me propose d'examiner. Il me suffira de dire que jusqu'à présent il résulte de mon travail :

« 1° Que les sels calcaires déposés dans le tissu osseux, peuvent être résorbés dans une très-forte proportion;

« 2° Que cette résorption a lieu, lorsque l'animal ne trouve pas dans l'aliment qu'on lui donne une quantité de principes calcaires suffisante;

« 3° Que jusqu'à présent cette résorption s'est toujours faite d'une manière lente et graduelle;

« 4° Que par là le système osseux s'atténue insensiblement, et qu'en général les animaux finissent par tomber dans l'état dit de fragilité des os;

« 5° Enfin, que ces mêmes animaux peuvent être maintenus dans un état de nutrition qui paraît à tous égards complet, en ajoutant à leur blé un peu de carbonate de chaux. »

EXPLICATION DES PLANCHES.

PLANCHE Ire.

Fig. 1re. Squelette d'un jeune pigeon soumis pendant deux jours au régime de l'alizarine.

Fig. 2. Squelette d'un jeune pigeon soumis au régime de la garance d'Avignon pendant quatorze jours.

Fig. 3. Squelette d'un jeune pigeon soumis au régime de la garance d'Alsace pendant six jours.

Fig. 4 et 5. Yeux d'un pigeon soumis au régime de la garance ;
a cercle osseux de la cornée devenu rouge pendant ce régime.

PLANCHE II.

Fig. 1re. Squelette d'un jeune pigeon tué vingt-quatre heures après un seul repas de garance d'Alsace.

Fig. 2. Squelette d'un jeune pigeon tué cinq heures après un seul repas de garance d'Alsace.

Fig. 3. Squelette d'un pigeon adulte, soumis pendant quatre mois et neuf jours au régime de la garance, et tué pendant ce régime.

Fig. 4. Os hyoïde, larynx et trachée-artère d'un pigeon soumis pendant deux jours à un régime d'alizarine.

PLANCHE III.

Fig. 1re. Tête d'un porc soumis au régime de la garance.

Fig. 2. Humérus droit du même porc, vu par sa face interne.
Fig. 3. Omoplate gauche, vue par sa face postérieure.
Fig. 4. Fémur gauche, vu par sa face antérieure.
Fig. 5. 5e vertèbre cervicale, vue par sa face postérieure.

PLANCHE IV.

Fig. 1re. Moitié de l'humérus gauche d'un jeune porc soumis pendant vingt jours au régime de la garance, et tué pendant ce régime.

a couche formée pendant le régime de la garance.

b couche osseuse qui existait avant que l'animal fût soumis à ce régime.

Fig. 2. Moitié du fémur gauche d'un jeune porc soumis pendant un mois au régime de la garance, et tué pendant ce régime.

Tout l'os est rouge à l'exception du point *b*, où se voit encore une portion de l'os qui existait avant le régime de la garance.

Fig. 3. Portion de fémur d'un jeune porc soumis pendant vingt-quatre heures au régime de la garance, et tué pendant ce régime.

L'os a été scié en travers :

a couche formée pendant ce régime.

b couche qui s'était formée avant ce régime.

Fig. 4. Portion de fémur (scié en travers) d'un jeune porc soumis au régime de la garance pendant un mois, et tué pendant ce régime :

a couche formée pendant le régime de la garance; elle est plus épaisse que dans la fig. 3;

b couche très-mince et blanche, reste de l'os qui existait avant ce régime.

Fig. 5. Portion de fémur (scié en travers) d'un jeune porc qui, après un mois du régime de la garance, a été rendu au régime ordinaire pendant un mois et demi : l'animal a été tué à la fin de ce régime. Le cercle blanc intérieur est presque complétement résorbé.

a couche formée pendant le régime de la garance.

b couche formée pendant le régime ordinaire qui a suivi le régime de la garance.

Fig. 6. Portion de fémur (scié en travers) d'un jeune porc, soumis d'abord pendant un mois au régime de la garance, et puis rendu pendant trois mois au régime ordinaire : au bout de ce temps l'animal a été tué. On voit encore dans un point une petite portion du cercle blanc, interne et ancien.

a couche formée pendant le régime de la garance.

b couche formée pendant le régime ordinaire, et plus épaisse que dans la fig. 5.

Fig. 7. Portion de radius (scié en travers) d'un porc soumis pendant un mois au régime de la garance; et puis rendu pendant six mois au régime ordinaire. L'animal a été tué à la fin de ce dernier régime.

a couche formée pendant le régime de la garance, et déjà en partie résorbée.

b couche formée pendant le régime ordinaire.

Fig. 8 et 9. Portions de l'un des fémurs (scié en travers), du même porc.

a couche formée pendant le régime de la garance, et déjà en grande partie résorbée; on en voit encore une trace en *a'*.

b couche formée pendant le régime ordinaire.

Fig. 10. Portion de cubitus, scié en travers, du même porc. Le cercle rouge a complétement disparu.

Fig. 11. Rotule d'un jeune porc, sciée par le milieu. L'animal a été soumis au régime de la garance, et la portion osseuse qui s'est formée pendant ce régime porte des traces (en *a*) de ce régime.

Fig. 12. Moitié de l'humérus gauche d'un porc soumis pendant un mois au régime de la garance, rendu pendant quatre mois au régime ordinaire, et puis soumis de nouveau pendant un mois au régime de la garance. L'animal a été tué à la fin de ce dernier régime. Les épiphyses manquent.

a couche formée pendant le dernier régime de la garance.

b couche formée pendant le régime ordinaire.

c couche formée pendant le premier régime de la garance; elle est résorbée vers les extrémités de l'os.

Fig. 13. Portion de fémur, scié en travers, du même porc.

a couche formée pendant le second régime de la garance.

b couche formée pendant le régime ordinaire.

c couche formée pendant le premier régime de la garance, et déjà à moitié résorbée.

Fig. 14. Moitié de l'humérus (les épiphyses manquent) gauche d'un jeune porc qui, après avoir été soumis pendant un mois au régime de garance, a été tué après six mois de régime ordinaire.

a couche formée pendant le régime de la garance, et en partie résorbée.

b couche formée pendant le régime ordinaire.

Fig. 15, 16 et 17. Portions de fémur, scié en travers, d'un porc soumis à deux régimes de garance, séparés par un régime ordinaire. Ajoutez que, après le second régime colorant, l'animal a été rendu de nouveau au régime ordinaire : à la fin de ce dernier régime, il a été tué.

a couche formée pendant le premier régime colorant.

b couche formée pendant le régime ordinaire.

c couche formée pendant le second régime colorant.

d couche formée pendant le second régime ordinaire.

e couche qui existait avant le premier régime colorant.

Fig. 18. Extrémité supérieure d'une moitié du fémur droit d'un jeune chien.

a a' noyaux osseux.

Fig. 19. Extrémité inférieure d'une moitié de l'os du canon d'un veau mort-né.

a a' noyaux osseux.

PLANCHE V.

Fig. 1re. Moitié du radius droit d'un bouc. L'animal a été tué trois mois après la destruction de la membrane médullaire. L'os, ici représenté, est un os entièrement nouveau.

a périoste de l'os nouveau.

b os nouveau.

c membrane médullaire de l'os nouveau.

d os ancien, contenu dans l'os nouveau.

Fig. 2. Autre moitié du même radius d'où l'os ancien a été retiré.

a périoste de l'os nouveau.

b os nouveau.

c membrane médullaire de l'os nouveau.

Fig. 3. Os ancien et nécrosé retiré de l'intérieur de l'os nouveau. La surface externe est usée et corrodée.

Fig. 4. Moitié du radius gauche d'un porc. L'animal a été tué le vingt et unième jour après la destruction de la membrane médullaire.

a périoste de l'os nouveau.

b os nouveau.

c membrane médullaire de l'os nouveau.

d os ancien et nécrosé.

Fig. 5. Autre moitié du même radius.

a périoste nouveau.

b os nouveau.

c membrane médullaire de l'os nouveau.

Fig. 6. Os ancien et nécrosé, retiré de la cavité du radius de nouvelle formation. On le voit ici par sa face externe qui est usée et corrodée.

Fig. 7. Tibia droit d'un lapin âgé de six semaines. Ce tibia a été amputé à sa partie inférieure, et la membrane médullaire a été détruite. L'animal a été tué soixante-douze heures après l'expérience.

a périoste fendu.

b couche cartilagineuse de nouvelle formation.

c tractus du périoste qui montre la continuité de ce périoste avec la couche cartilagineuse (germe du nouvel os) appliquée sur l'os ancien.

Fig. 8. Tibia droit d'un lapin âgé de six semaines. L'os a été amputé à sa partie inférieure, et la membrane médullaire a été détruite. L'animal a été tué quatre-vingt-seize heures après l'expérience.

a périoste fendu.

b couche cartilagineuse de nouvelle formation adhérente à l'os.

c tractus du périoste qui montre la continuité de ce périoste avec la couche cartilagineuse adhérente à l'os ancien.

Fig. 9. Tibia droit d'un lapin âgé de six semaines. L'os a été amputé à sa partie inférieure, la membrane médullaire a été détruite. On voit ici l'os scié dans le sens de sa longueur. L'animal a été tué sept jours après l'expérience.

a périoste.

b os nouveau.

c membrane médullaire nouvelle.

d os ancien.

Fig. 10. Tibia droit d'un lapin âgé de six semaines. L'os a été amputé à sa partie inférieure, la membrane médullaire a été détruite. L'os se voit ici scié dans le sens de sa longueur. L'animal a été tué huit jours après l'expérience.

a périoste.

b os nouveau.

c os ancien.

Fig. 11. Portion de tibia d'un lapin, montrant dans le point où la section a été pratiquée :

a le périoste se continuant avec

b la membrane médullaire nouvelle.

Fig. 12. Portion de radius d'un bouc, scié en long. Le périoste qui avait été détruit s'est reformé. On voit une lame d'os *a*, se continuant avec une lame de périoste *b*.

Fig. 13. Moitié inférieure du tibia droit d'un lapin :
a périoste détaché de l'os ;
b trou pratiqué dans l'os pendant la vie de l'animal ;
c prolongement du périoste qui pénétrait dans ce trou.

Fig. 14 et 15. Les deux moitiés d'un tibia de canard, scié en long. Le périoste avait été détruit,
a périoste nouveau.
b os ancien ou extérieur.
c os nouveau et intérieur.

PLANCHE VI.

Fig. 1, 2 et 3. Tibias droits de trois cochons d'Inde. Ces os ont éte amputés vers leur extrémité inférieure. La membrane médullaire a été complétement détruite, L'animal auquel appartenait le tibia représenté dans la fig. 1re, a été tué trois jours après l'expérience. Celui dont le tibia est représenté dans la fig. 2 a survécu quatre jours. Le tibia de la fig. 3 est celui d'un cochon d'Inde qui n'a été tué qu'au bout de cinq jours.
a périoste.
b os nouveau. — La formation de cet os nouveau est d'autant plus avancée, dans ces trois cas comparés, que l'animal a survécu plus longtemps à l'expérience.
c os ancien.

Fig, 4 et 5. Tibias droits de deux lapins. Ces os ont été amputés vers leur extrémité inférieure. La membrane médullaire a été complétement détruite. L'animal dont le tibia est représenté dans la fig. 4 a été tué six jours après l'expérience, Celui auquel appartenait le tibia que représente la fig. 5 a survécu neuf jours à l'expérience.
a périoste se continuant avec *b*, première couche de l'os nouveau dont la formation est plus avancée dans la fig. 5 que dans la fig. 4.
c os ancien.
d tractus qui montre la continuité du périoste *a* avec *b*, première couche de l'os nouveau.

Fig. 6. Une moitié du tibia droit d'un lapin. L'os a été amputé vers son extrémité inférieure. La membrane médullaire a été détruite. L'animal a été tué dix-neuf jours après l'expérience.

a périoste rentrant dans l'intérieur de *b* l'os nouveau, pour y former *d* la membrane médullaire nouvelle.

c l'os ancien nécrosé : il forme un séquestre qui est séparé de la cavité médullaire de l'os nouveau.

Fig. 7 et 8. Les deux moitiés du tibia droit d'un lapin. L'os a été scié vers son extrémité inférieure, et la membrane médullaire a été détruite. L'animal a été tué quatorze jours après l'expérience.

a périoste contournant l'extrémité inférieure de *b* l'os nouveau, pour s'y porter de la face externe à la face interne.

c l'os ancien presque complétement résorbé. La portion qui reste de cet os ancien est détachée en *c'* dans la fig. 8.

Fig. 9, 10, 11, 12, 13, 14 et 15. Tibias droits de lapins. La membrane médullaire a été détruite après la section de l'os vers son extrémité inférieure. Ces figures représentent les progrès de l'ossification. Les animaux ont été tués : celui de la fig. 9, trois jours; celui de la fig. 10, quatre jours; celui de la fig. 11, cinq jours; celui de la fig. 12, six jours; celui de la fig. 13, huit jours, celui de la fig. 14, dix jours, celui de la fig. 15, onze jours, après l'expérience.

a périoste se continuant avec *b* l'os nouveau.

c os ancien, lequel a déjà presque entièrement disparu dans les fig. 14 et 15.

Fig. 16. Une moitié du tibia droit d'un cochon d'Inde. L'os a été scié vers son extrémité inférieure, et la membrane médullaire a été détruite. L'animal a survécu dix-huit jours à l'expérience.

a périoste.

b os nouveau.

c os ancien et nécrosé, ôté de *d* la cavité médullaire de l'os nouveau.

Fig. 17. Extrémité inférieure de l'une des moitiés du tibia représenté fig. 6.

a périoste détaché de l'os et renversé au point où il contourne le rebord de *b* l'os nouveau pour se porter sur sa face interne.

Fig. 18 et 19. Les deux moitiés du tibia droit d'un lapin. Le membre a été amputé vers son extrémité inférieure. La membrane médullaire a été détruite. L'animal a été tué quarante jours après l'expérience.

a périoste.

b os nouveau.

c os ancien dont il ne reste plus qu'une petite portion, retirée de *d* la cavité médullaire de l'os nouveau.

Fig. 20 et 21. Les deux moitiés du tibia droit d'un lapin. L'os a été scié vers son extrémité inférieure. La membrane médullaire a été détruite et l'animal a survécu quarante et un jours à l'expérience,

a périoste.

b os nouveau,

c portion de l'os ancien nécrosé, retirée de *d* la cavité médullaire de l'os nouveau.

Fig. 22 et 23. Les deux moitiés du tibia droit d'un lapin; la membrane médullaire a été détruite après la section de l'os vers son extrémité inférieure; l'animal a été tué au bout de dix-huit jours.

a périoste détaché et renversé; il rentrait dans *b*, canal médullaire de l'os nouveau.

b os nouveau.

c péroné auquel il n'a pas été touché.

d cavité médullaire. Cette cavité, dans la fig. 23, commence à se fermer par une véritable cloison osseuse.

Fig. 24 et 25. Les deux moitiés du tibia droit d'un lapin. L'os a été scié vers son extrémité inférieure. La membrane médullaire a été détruite, et l'animal a été tué vingt jours après l'expérience,

a périoste.

b os nouveau,

c péroné auquel il n'a pas été touché.

d cavité médullaire de l'os nouveau complètement fermée à son extrémité inférieure par une cloison osseuse.

PLANCHE VII.

Fig. 1re. Extrémité inférieure du tibia gauche d'un fœtus humain,

b 2e lame du périoste (la 1re lame a été enlevée).

c 3e lame du périoste.

d 4e lame du périoste.

Fig. 2. Extrémité inférieure du membre abdominal gauche d'un fœtus humain. Les deux os de la jambe ont été sciés à 0,05 au-dessus des malléoles.

a 1re lame du périoste passant par-dessus les articulations tibio-tarsienne et tarso-métatarsiennes.

b 2e lame du périoste passant par-dessus l'articulation tibio-tarsienne.

c 3e lame du périoste recouvrant le cartilage articulaire.

d 4e lame du périoste se confondant avec l'os.

e lame externe de l'os.

Fig. 3. Extrémité inférieure d'un tibia de chien.

c lame du périoste recouvrant le cartilage articulaire.

d lame du périoste se continuant avec l'os.

e lame externe de l'os, qui se continuait, par les points déchirés *d' d'*, avec la lame interne du périoste.

Fig. 4. Portion de tibia d'un fœtus de lapin de vingt jours environ.

a tibia.

b périoste fendu et tractus qui vont du périoste à l'os.

Fig. 5. Portion d'un tibia d'homme.

a périoste injecté et incisé.

b, *c*, *d*, *e*, vaisseaux artériels se portant du périoste dans le tissu même de l'os.

Fig. 6 et 7. Moitiés d'un tibia de cochon d'Inde. L'animal a été tué cinq jours après la fracture de l'os.

a fragment supérieur.

b fragment inférieur.

c périoste adhérant aux deux des fragments de l'os.

d os nouveau commençant à se former dans un point même du périoste.

Fig. 8. Moitié du tibia droit d'un cochon d'Inde. L'animal a été tué vingt-un jours après la fracture de l'os.

a fragment supérieur.

b fragment inférieur.

c le périoste s'interposant entre les deux fragments et adhérant à l'un et à l'autre.

d, *d* deux noyaux osseux se formant entre les deux os au milieu du périoste.

Fig. 9 et 10. Les deux moitiés du radius gauche d'un chien âgé de six semaines. L'animal a été tué quinze jours après la fracture de l'os,

a fragment supérieur.

b fragment inférieur,

c périoste se continuant avec *d* la matière cartilagineuse qui réunit les deux bouts de l'os rompu.

Fig. 11 et 12. Moitiés de radius de chien. L'animal a été tué douze jours après la fracture de l'os.

a fragment supérieur.

b fragment inférieur.

c périoste pénétrant entre les bouts d'os rompus et les unissant l'un à l'autre.

Fig. 13 et 14. Les deux moitiés d'un cubitus de chien. L'animal a été tué douze jours après l'expérience.

a fragment supérieur.

b fragment inférieur.

c périoste se continuant avec *d* la matière fibro-cartilagineuse du cal.

Fig. 15 et 16. Les deux moitiés d'un radius de pigeon. L'animal a été soumis au régime de la garance après la fracture de l'os, et tué au bout d'un mois.

a fragment supérieur.

b fragment inférieur.

c périoste se continuant avec *d* la matière fibro-cartilagineuse du cal au milieu de laquelle se voit (en *e*) un point osseux rougi par la garance.

Fig. 17. Humérus de pigeon. L'animal, à partir du jour de la fracture jusqu'au moment où il a été tué, c'est-à-dire pendant un mois, a été soumis au régime de la garance.

a fragment supérieur.

b fragment inférieur.

c fibro-cartilage qui unit les deux fragments, et au milieu duquel se voit (en *d*) un noyau osseux rougi par la garance.

PLANCHE VIII.

Cette planche montre le développement de l'os nouveau dans l'intérieur de l'os ancien, os ancien dont le périoste a été détruit dans une étendue plus ou moins grande.

Fig. 1re. Tibia gauche d'un canard, scié dans le sens de sa longueur : on n'a représenté qu'une des moitiés de cet os, sur lequel aucune lésion n'a été faite. Cet os, à l'état normal, doit servir de terme de comparaison relativement aux autres os représentés dans cette planche.

Fig. 2 et 3. Moitiés de tibia d'un canard. Le périoste n'a été détruit que sur la portion moyenne de l'os. L'animal a été tué six jours après l'expérience.

a périoste nouveau.

b os ancien.

c os nouveau.

d canal médullaire de l'os ancien.

Fig. 4 et 5. Les deux moitiés du tibia droit d'un canard. Le périoste a été détruit dans presque toute l'étendue de l'os. L'animal a été tué sept jours après l'expérience.

a perioste nouveau.

b os aucien.

c os nouveau remplissant le canal médullaire dans une plus grande étendue que dans les fig. 2 et 3.

d canal médullaire de l'os ancien.

Fig. 6 et 7. Les deux moitiés du tibia droit d'un canard. Le périoste a été détruit dans presque toute l'étendue de l'os. L'animal a été tué neuf jours après l'expérience.

a périoste nouveau et fort épais.

b os ancien.

c os nouveau remplissant dans une plus grande étendue encore (*d d'*) le canal médullaire de l'os ancien.

Fig. 8 et 9. Les deux moitiés du tibia droit d'un canard. Le périoste a été détruit dans presque toute l'étendue de l'os. L'animal a été tué dix-huit jours après l'expérience.

a périoste nouveau.

b os ancien: dans quelques points il est confondu avec *c* l'os nouveau qui remplit, à l'exception de quelques points *d d'*, toute la cavité médullaire de l'os ancien.

PLANCHE IX.

Fig. 1re. Moitié d'une dent molaire d'un jeune porc soumis pendant quinze jours au régime de la garance, et tué pendant ce régime.

a couche d'émail.

b couche d'os coloré, formée pendant le régime de la garance.

c portion de la dent qui existait avant que l'animal fût mis à ce régime.

Fig. 2. Moitié d'une dent molaire d'un jeune porc soumis pendant quinze jours au régime de la garance, puis rendu pendant vingt jours au régime ordinaire : au bout de ce temps l'animal a été tué.

a couche d'émail.

b couche colorée, formée pendant le régime de la garance.

c couche formée pendant le régime ordinaire qui a succédé au régime de la garance.

Fig. 3. Moitié d'une dent molaire d'un jeune porc soumis d'abord, pendant quinze jours, au régime de la garance, rendu ensuite, pendant un mois, au régime ordinaire, et tué pendant ce régime.

a couche d'émail.

b couche formée pendant le régime de la garance.

c couche formée pendant le régime ordinaire; elle est plus épaisse que dans la fig. 2.

Fig. 4. Moitié d'une dent molaire d'un jeune porc soumis pendant un mois au régime de la garance, et puis rendu au régime ordinaire pendant un mois et demi; l'animal a été tué au bout de ce temps.

a couche d'émail.

b couche formée pendant le régime de la garance.

c couche formée pendant le régime ordinaire, plus épaisse que dans la figure 3.

Fig. 5. Moitié d'une dent molaire d'un jeune porc soumis pendant un mois au régime de la garance, et tué au bout de trois mois de régime ordinaire.

a couche d'émail.

b b' couche formée pendant le régime de la garance.

c c' couche, plus interne, formée pendant le régime ordinaire; elle est plus épaisse en *c* que la couche correspondante de la fig. 4; l'animal a survécu, en effet, plus longtemps au régime de la garance.

d cavité de la dent.

Fig. 6. Moitié d'une dent molaire d'un jeune porc soumis pendant un mois au régime de la garance; puis rendu pendant six mois au régime ordinaire, et tué à la fin de ce second régime.

a couche d'émail.

b b' couche formée pendant le régime de la garance.

d la cavité dentaire.

c c' couche, fort épaisse, formée pendant le régime ordinaire.

Fig. 7 et 8. Moitiés d'une dent molaire d'un jeune porc soumis pendant un mois au régime colorant, rendu pendant quatre mois au régime ordinaire, soumis de nouveau pendant un mois au régime de la garance, et, au bout de ce temps, tué.

a couche d'émail.

b couche formée pendant le régime colorant.

c couche intermédiaire formée pendant le régime ordinaire.

d couche formée à la partie la plus interne de la dent pendant le second régime de la garance.

Fig. 9. Moitié d'une dent canine d'un jeune porc tué au bout d'un mois du régime colorant.

a couche d'émail.

b couche formée pendant que l'animal a été nourri avec de la garance. La dent est rouge dans toute son épaisseur.

Fig. 10 et 11. Moitiés d'une dent canine d'un jeune porc soumis pendant un mois au régime de la garance, et tué après avoir été rendu pendant trois mois à la nourriture ordinaire.

a couche d'émail.

b couche formée pendant que l'animal était soumis au régime de la garance

c couche formée pendant le régime ordinaire.

Fig. 12. Moitié de dent canine d'un jeune porc dont le régime ordinaire, qui succédait à un mois de régime colorant, a duré six mois.

a couche d'émail.

b couche formée pendant le régime colorant, et déjà en partie résorbée.

c couche, beaucoup plus épaisse, formée pendant le régime ordinaire.

d cavité de la dent.

Fig. 13. Dent molaire de porc. Après avoir été colorée par la garance, cette dent a été soumise à l'action de l'acide hydrochlorique étendu d'eau.

Fig. 14. Dent molaire de porc laissant voir, dans son intérieur, le bulbe.

Fig. 15. Bulbe de dent molaire de veau mort-né.

Fig. 16. Dent molaire de veau mort-né montrant la continuité des lames du bulbe avec les parties cartilagineuses de la dent.

Fig. 17. Portion de dent d'hippopotame qui a été soumise à l'action de l'acide hydrochlorique.

Fig. 18. Portion de dent d'hippopotame, à l'état naturel.

PLANCHE X.

Fig. 1re. Radius de porc vu par sa face antérieure.

Le membre auquel appartenait ce radius a été amputé pendant que l'animal était soumis au régime de la garance.

On remarque, en *d*, un espace où il n'y a pas de coloration.

Fig. 2. Coupe de ce même os.

a cercle rouge extérieur : il manque dans le point de la circonférence de l'os qui correspond à la face antérieure.

b cercle blanc.

a' traces de coloration à la face interne de l'os.

Fig. 3. Portion de l'un des fémurs d'un porc tué pendant qu'il était soumis au régime de la garance.

a couche rouge formée pendant ce régime.

b couche blanche. Elle était formée avant que le porc fût soumis à ce régime.

Fig. 4. Portion de l'un des humérus d'un porc, tué après un régime ordinaire de quarante jours succédant à un régime de garance.

a couche rouge formée pendant le régime de la garance.

a' traces de coloration à la face interne de l'os.

b couche blanche qui s'était formée avant que l'animal fût soumis au régime de la garance.

c couche blanche extérieure formée pendant le régime ordinaire qui succédait au régime de la garance.

Fig. 5. Portion de fémur d'un porc, mort après six mois et demi d'un régime ordinaire succédant à un régime de garance.

a couche rouge formée pendant le régime de la garance.

b couche blanche interne qui s'était formée avant que l'animal fût soumis au régime de la garance.

c couche blanche externe formée pendant le régime ordinaire qui succédait au régime colorant.

Fig. 6. Portion d'humérus de porc. Le membre auquel appartenait cet humérus a été amputé pendant que l'animal était soumis au régime de la garance.

a couche rouge formée pendant ce régime.

a' traces de coloration à la face interne de l'os.

b couche blanche qui était formée avant que l'animal fût soumis au régime de la matière colorante.

Fig. 7 et 8. Extrémité inférieure de l'un des tibias d'un porc, tué après un régime ordinaire de quarante jours succédant à un régime de garance.

L'os a été scié dans le sens de la longueur, afin de montrer *c* la portion d'os formée pendant le régime ordinaire.

a portions rouges d'os formées pendant le régime colorant.

A Epiphyse.

Fig. 9. Le même os, vu par sa tranche, avant la section longitudinale.

a couche rouge qui occupe presque toute l'épaisseur de l'os.

a' trace de coloration rouge dans

b la portion d'os qui était formée avant que le porc eût mangé de la garance.

Fig. 10. Canon de chevreau scié transversalement.

Lorsque le membre auquel appartient cet os a été amputé, l'animal était soumis au régime de la garance depuis un mois.

a couche rouge externe formée pendant ce régime.

a' couche rouge, formée également pendant ce régime, à la face interne de l'os.

Fig. 11 et 12. Tibia droit de cochon d'Inde. L'amputation du membre postérieur a été faite vers l'extrémité inférieure du tibia, puis la membrane médullaire de cet os a été détruite à l'aide d'un stylet. L'animal a été mis immédiatement au régime de la garance, et au bout de douze jours il a été tué.

L'os est scié longitudinalement.

a os nouveau formé pendant le régime colorant.

b périoste de l'os nouveau se continuant au-dessous de la section de l'os.

c membrane médullaire de l'os nouveau.

Fig. 13. Os ancien à l'état de séquestre, sans aucune trace de coloration; il est ôté de la cavité médullaire de l'os nouveau.

Fig. 14. Tibia droit de cochon d'Inde. L'os a été entouré dans le point qui répond à la section, d'un anneau de fil de platine.

L'animal a été soumis immédiatement au régime de la garance, et puis tué au bout de douze jours.

L'os a été cassé un peu au-dessous de l'anneau.

a os nouveau formé pendant le régime colorant.

b os ancien qu'entourait l'anneau.

Fig. 15. Tibia gauche de ce cochon d'Inde. Ce tibia gauche avait été amputé le jour où l'anneau avait été placé sur le tibia droit.

Il a été scié, proportionnellement à ses dimensions, au point qui répond à la fracture de l'autre os. On voit que cet os, et que celui qui est compris dans l'intérieur de l'os nouveau, ont absolument la même grosseur.

Fig. 16 et 17. Tibia droit de cochon d'Inde.

L'os a été entouré d'un anneau de fil de platine. L'animal a été soumis immédiatement au régime de la garance, et tué le vingt-quatrième jour après l'expérience.

L'os est scié dans le sens de la longueur.

a os nouveau formé pendant le régime de la garance. On voit au milieu du tissu osseux rouge [1] :

A anneau de fil de platine coupé par la scie.

b portion de l'os ancien contenue dans la cavité médullaire de l'os nouveau.

Fig. 18. Le même os avant qu'on l'eût scié ; il est vu par sa face externe.

Fig. 19, 20, 21, 22, 23 et 24. Tibias droits de lapins. Tous ces tibias ont été soumis à la même expérience : sur tous un anneau de fil de platine a été placé autour de l'os. Immédiatement après l'expérience, les animaux ont été mis au régime de la garance.

Fig. 19. Le lapin auquel appartenait ce tibia a été tué le vingt-huitième jour après l'expérience.

L'os est complétement rouge.

A l'anneau, recouvert dans quelques points par

b le périoste.

Fig. 20. Le lapin auquel cet os appartenait a été tué le trente-huitième jour après l'expérience.

L'os est également rouge.

b le périoste fendu et tenu écarté par des airignes.

A l'anneau, recouvert dans un point par

a une couche d'os nouveau.

Fig. 21. Le lapin auquel cet os appartenait a été tué quarante-trois jours après l'expérience.

A l'anneau recouvert dans quelques points par

a une couche très-mince et presque transparente d'os nouveau.

b périoste fendu et tenu écarté par des airignes.

Fig. 22 et 23. Les deux moitiés du tibia d'un lapin tué le cinquante-troisième jour après l'expérience.

[1] *Au milieu du tissu osseux rouge*, parce que, en ce point, l'anneau ne serrait pas exactement l'os ancien. Aussi quelques couches rouges, c'est-à-dire quelques couches nouvelles, ont-elles pu se former, en ce point, sous l'anneau.

a os nouveau fortement coloré, dans l'épaisseur duquel [1] est compris
A l'anneau coupé par la scie.
b os ancien, blanc.

Fig. 24. Le même os vu avant la section.
A l'anneau complétement caché sous
a l'os nouveau.

Fig. 25. Coupe du cubitus droit d'un chevreau, vue de face. L'animal a été amputé après un mois du régime de la garance.
a couche rouge externe formée pendant le régime de la garance.
a' couche rouge interne, formée pendant ce même régime.
b couche blanche, placée entre les deux couches rouges.

Fig. 26 et 27. Portions du cubitus droit du même chevreau, scié dans le sens de sa longueur.
a couche extérieure, rouge.
a' couche interne également rouge.
b couche blanche, intermédiaire aux deux couches rouges.

Fig. 28. Coupe d'un humérus de porc, vue de face. L'animal a été tué après un régime ordinaire (d'une durée de quarante jours), succédant à un régime de garance. La coupe montre une irrégularité dans la disposition des couches.
a cercle rouge externe incomplet.
a' cercle rouge interne également incomplet.
b cercle blanc intermédiaire aux deux cercles rouges et également incomplet.

PLANCHE XI.

Les six premières figures de cette planche sont destinées à faire connaître le résultat des expériences mécaniques, relatives à l'accroissement des os en longueur.

Ces expériences ont été faites de la manière suivante : sur la face interne du tibia droit de trois lapins, deux trous ont été pratiqués à une certaine distance l'un de l'autre. Cette distance a été exactement mesurée. Dans chacun des deux trous, on a fait pénétrer un petit clou d'argent auquel on a laissé faire à peine saillie.

Quelques points de suture ont rapproché les lèvres de la plaie.

Afin de s'assurer d'une manière exacte de l'accroissement que pourrait prendre l'os

[1] Il faut reproduire ici la remarque déjà faite dans la note de la page précédente.

sur lequel était pratiquée l'expérience, on a fait sur chacun des lapins une amputation, dans l'articulation tibio-fémorale, du tibia du côté opposé, et chacun de ces tibias amputés a été conservé avec l'indication du lapin auquel il appartenait.

Les fig. 1, 3 et 5 représentent les tibias droits sur lesquels ont été placés les clous, et les fig. 2, 4 et 6 les tibias gauches correspondants, amputés le jour même de l'expérience.

Fig. 1re. Le lapin auquel appartenait ce tibia a été tué vingt-huit jours après l'expérience.

a a clous d'argent.

La longueur de l'intervalle compris entre ces deux clous est comme le jour de l'expérience de $0^m,022$. Cependant l'os a $0_m,012$ de plus. En effet, il a maintenant une longueur de 0^m80, tandis que, comme l'indique la fig. 2, cette longueur n'était alors que de 0^m068.

Fig. 2. Tibia gauche du même lapin, amputé le jour de l'expérience, long de 0^m068.

Fig. 3. Le lapin auquel appartenait ce tibia a été tué cinquante-trois jours après l'expérience. L'intervalle compris entre

a a les clous d'argent, est de 0^m020, comme le jour de l'expérience. L'accroissement de l'os en longueur a été de 0^m031, puisque au lieu de 0^m063 qu'il avait à ce moment-là, ainsi que le montre la fig. 4, il en a 0^m094.

Fig. 4. Tibia gauche du même lapin, amputé le jour de l'expérience, long de 0^m063.

Fig. 5. Le lapin auquel appartenait ce tibia a survécu quatre-vingt-sept jours à l'expérience.

a a clous d'argent distants l'un de l'autre de 0^m020, comme au jour de l'expérience. L'os a pris un accroissement de 0^m038, car il n'a plus comme au moment de l'expérience 0^m066 de longueur, mais bien 0^m104.

Fig. 6. Tibia gauche du même lapin, amputé le jour de l'expérience. Sa longueur est de 0^m066.

Fig. 7. Les deux moitiés A et B du tibia gauche d'un fœtus humain à terme ; cet os est scié dans le sens de sa longueur.

a a tissu spongieux remplissant la cavité médullaire.

b point où la cavité médullaire ne contient point de tissu spongieux.

Fig. 8. Les deux moitiés de l'humérus gauche d'un fœtus de chat, âgé de deux jours.

a a cavité médullaire complétement remplie de tissu spongieux.

Fig. 9. Les deux moitiés du tibia gauche d'un vieux pigeon.

a a cavité médullaire complétement dépourvue de tissu spongieux.

Fig. 10. Les deux moitiés du tibia droit d'un pigeon âgé d'un an, soumis à un régime de garance pendant quatre mois et seize jours. Le tibia avait été fracturé au commencement de ce régime.

a a point où a eu lieu la fracture.

b b cavité médullaire entièrement remplie de tissu spongieux.

Fig. 11. Moitié externe du fémur gauche du même pigeon.

La cavité médullaire est également remplie de tissu spongieux[1].

Fig. 12. Extrémité inférieure d'un humérus de porc qui a été tué après un régime ordinaire d'une durée de quarante jours, succédant à un régime de garance; cette extrémité est vue par sa face interne.

a a lames osseuses nouvelles, formées par-dessus l'os ancien.

Fig. 13. Portion de crâne de veau mort-né montrant (en *a*) au niveau de la fontanelle antérieure, la continuité du périoste externe avec la dure-mère[2].

Fig. 14. Tibia de chien, coloré par une immersion dans une solution de garance.

Fig. 15. Coupe du même os, vue de face.

Fig. 16. Fémur de cochon d'Inde, animal sur lequel a été faite une injection avec une solution de garance.

Fig. 17. Fragment osseux qui avait été placé dans un des muscles pectoraux d'un pigeon très-jeune, et qui y a passé les quatre-vingt-seize heures pendant lesquelles cet animal a été soumis au régime de la garance : au bout de ce temps l'animal a été tué.

a a points rouges.

Fig. 18. Fragment osseux qui avait été placé dans un des muscles pectoraux d'un pigeon très-jeune, et qui y a passé douze jours pendant lesquels l'animal a été soumis au régime de la garance. Au bout de ce temps, l'animal a été tué.

a a points rouges.

PLANCHE XII.

Fig. 1re. Dent molaire de vache. Immédiatement après son extraction de l'alvéole, cette dent a été plongée dans de l'acide chlorhydrique étendu d'eau : elle y a été laissée pendant quarante-huit heures.

a a capsule de la dent ouverte ; les bords de l'ouverture sont renversés.

[1] Les fig. 10 et 11 représentent un cas anomal. Ordinairement, le tissu spongieux a disparu dans les pigeons de cet âge.

[2] Ce fait est précieux : il montre nettement, et sans le secours de l'expérience, la continuité des périostes externe et interne.

Fig. 2. Dent molaire de cheval vue par sa face latérale. Cette dent, plus d'une année après son extraction de l'alvéole, a été plongée dans de l'acide chlorhydrique étendu d'eau : elle y a été laissée pendant quarante-huit heures.
a a capsule de la dent ouverte; les bords de l'ouverture sont renversés.

Fig. 3. La même dent vue par sa couronne.
a un lambeau de la capsule détaché et relevé.

Fig. 4. Morceau de dent canine d'hippopotame, vue par sa face externe.
a la membrane capsulaire soulevée [1].

Fig. 5 et 6. Portions d'un radius d'homme qui sont restées pendant plus de deux mois dans de l'acide sulfurique étendu d'eau.
a a a (fig. 5) filaments cartilagineux.
a a (fig. 6) lame externe de l'os soulevée [2].

Fig. 7. Les deux moitiés d'un fémur de pigeon âgé de quinze jours environ, soumis pendant vingt-quatre heures au régime de la garance. L'os est complétement rouge.

Fig. 8. Portion d'un fémur d'homme; cet os est resté pendant plusieurs mois dans de l'acide sulfurique étendu d'eau.
a a lames osseuses soulevées [3].

Fig. 9. Squelette de pigeon, âgé de quelques jours, et qui a été soumis pendant quatre-vingt-seize heures à un régime de garance, après lequel il a été tué. Pendant toute la durée de ce régime, l'animal a conservé dans un de ses muscles pectoraux un fragment d'os vu en A, et qui présente en
a a des traces de coloration. Tout le squelette est d'un rouge très-intense.

Fig. 10. Squelette de pigeon qui, après avoir été très-fortement coloré à la suite d'un régime de garance qui n'avait duré que vingt-quatre heures, a été rendu pendant dix-huit mois au régime ordinaire : au bout de ce temps il a été tué.
a a traces, encore persistantes, de la coloration due au régime de la garance.

[1] Ces quatre figures (1re, 2e, 3e et 4e) présentent un fait remarquable, savoir, la persistance de la capsule sur les dents (quoique complétement sorties de leurs alvéoles) des ruminants et des solipèdes.

[2] Cette lame externe de l'os rendue à l'état d'une sorte de membrane cartilagineuse par l'action de l'acide, représente la dernière couche osseuse formée, la dernière lame du périoste qui se soit transformée en os.

[3] Lames osseuses externes rendues à l'état cartilagineux, dernières lames du périoste qui se soient transformées en os.

TABLE DES CHAPITRES.

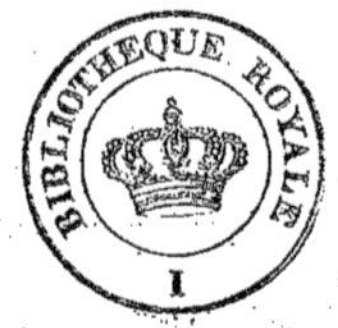
BIBLIOTHEQUE ROYALE
I

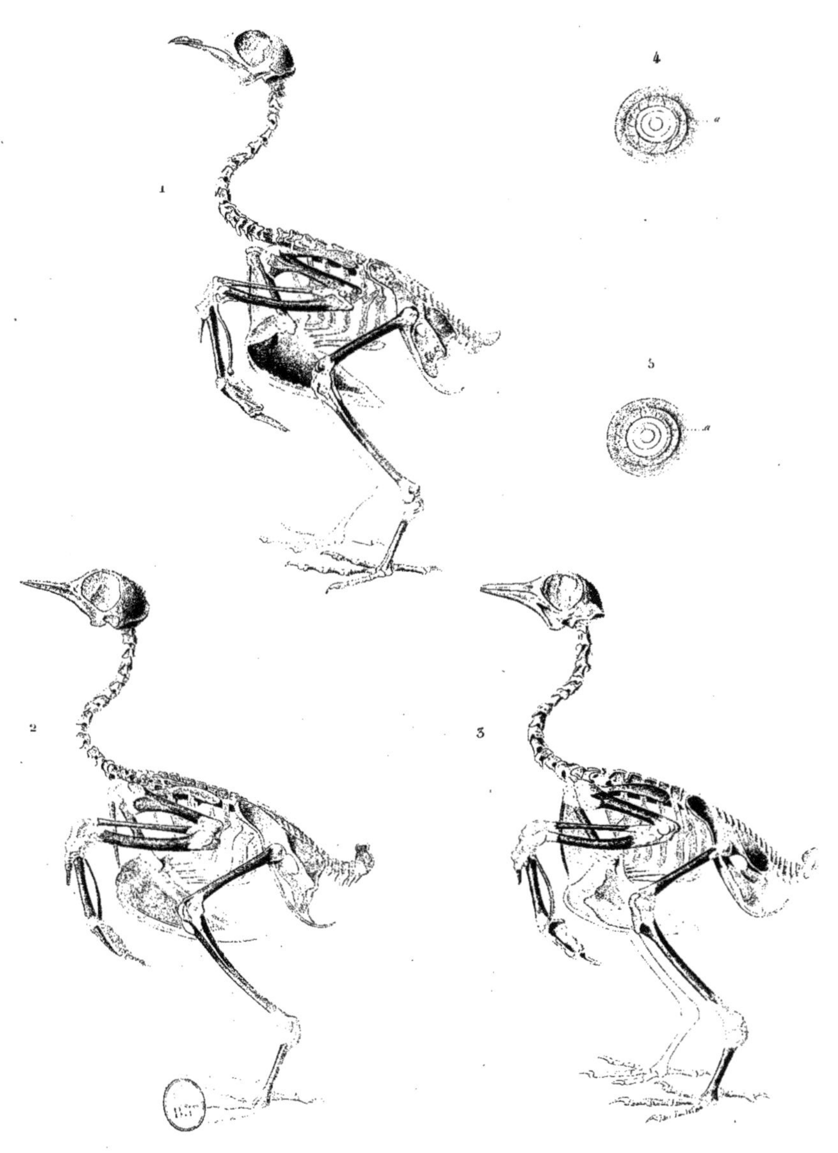

(1)

Borromée dir.

ACTION DE LA GARANCE SUR LES OS.

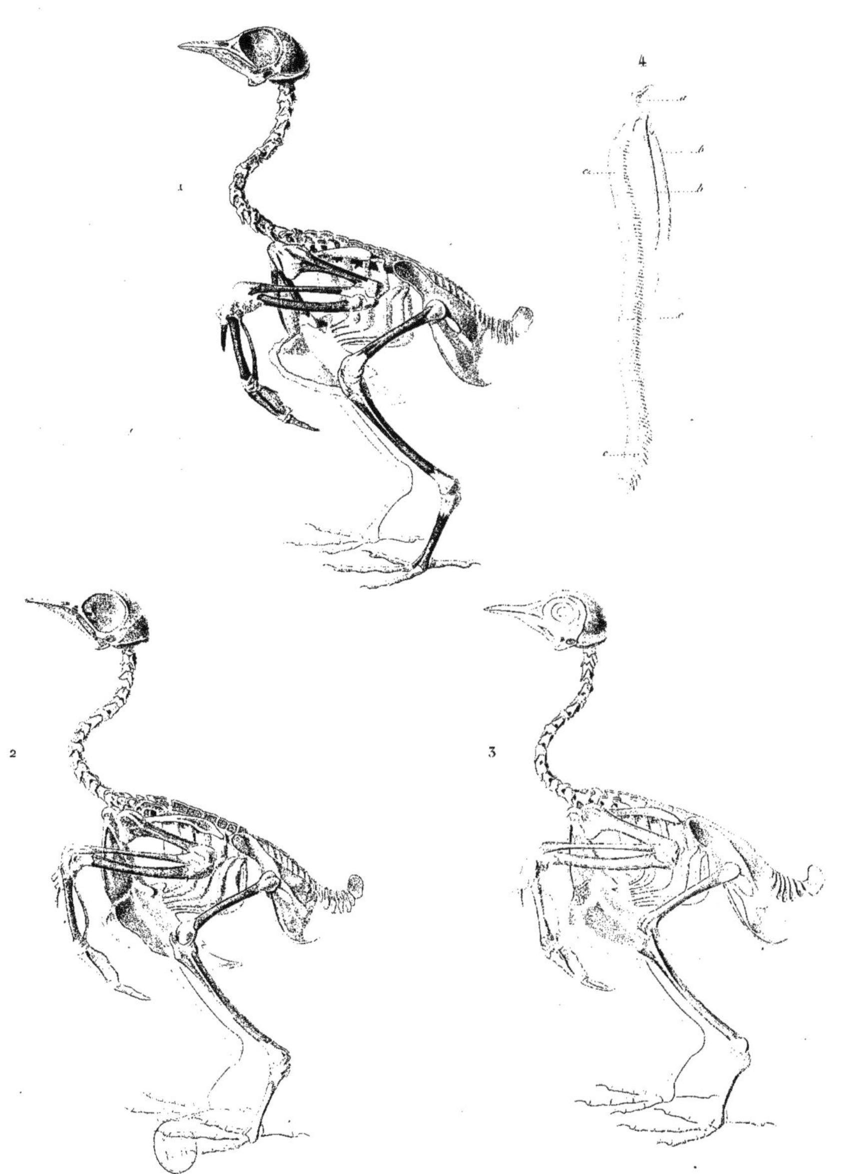

pinx.   Dorvault dir.

(2)

ACTION DE LA GARANCE SUR LES OS.

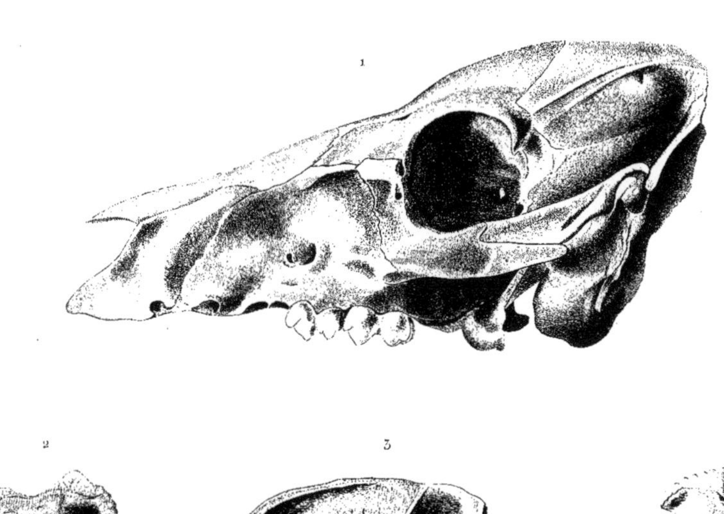

1

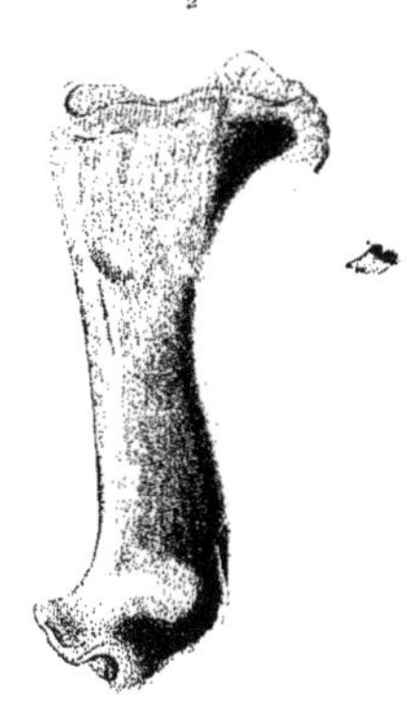

2

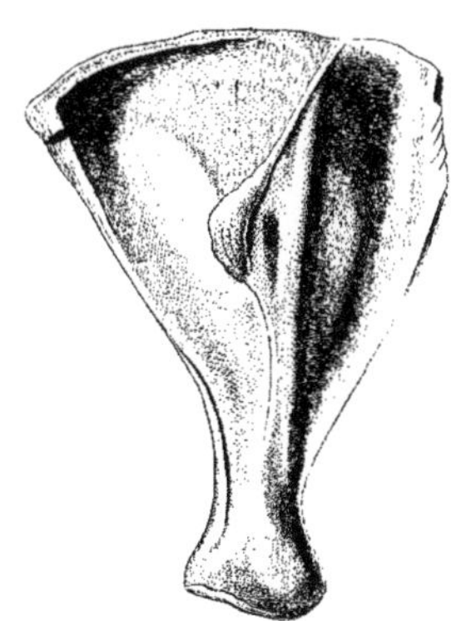

3

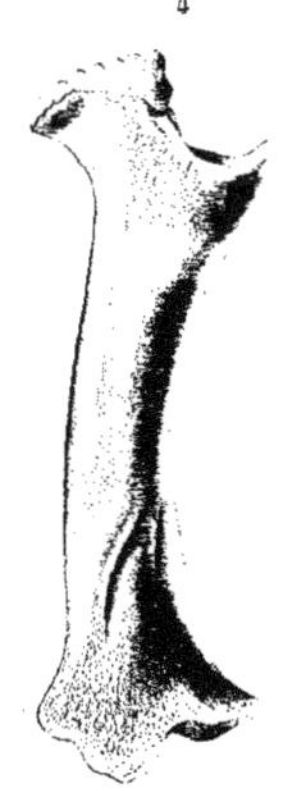

4

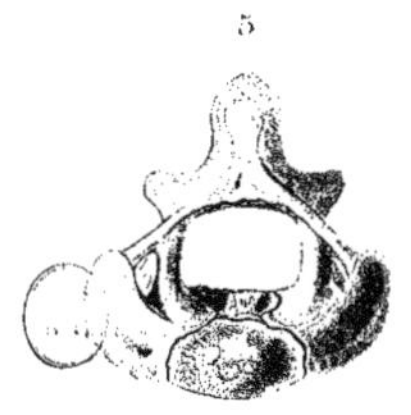

5

(3)

ACTION DE LA GARANCE SUR LES OS.

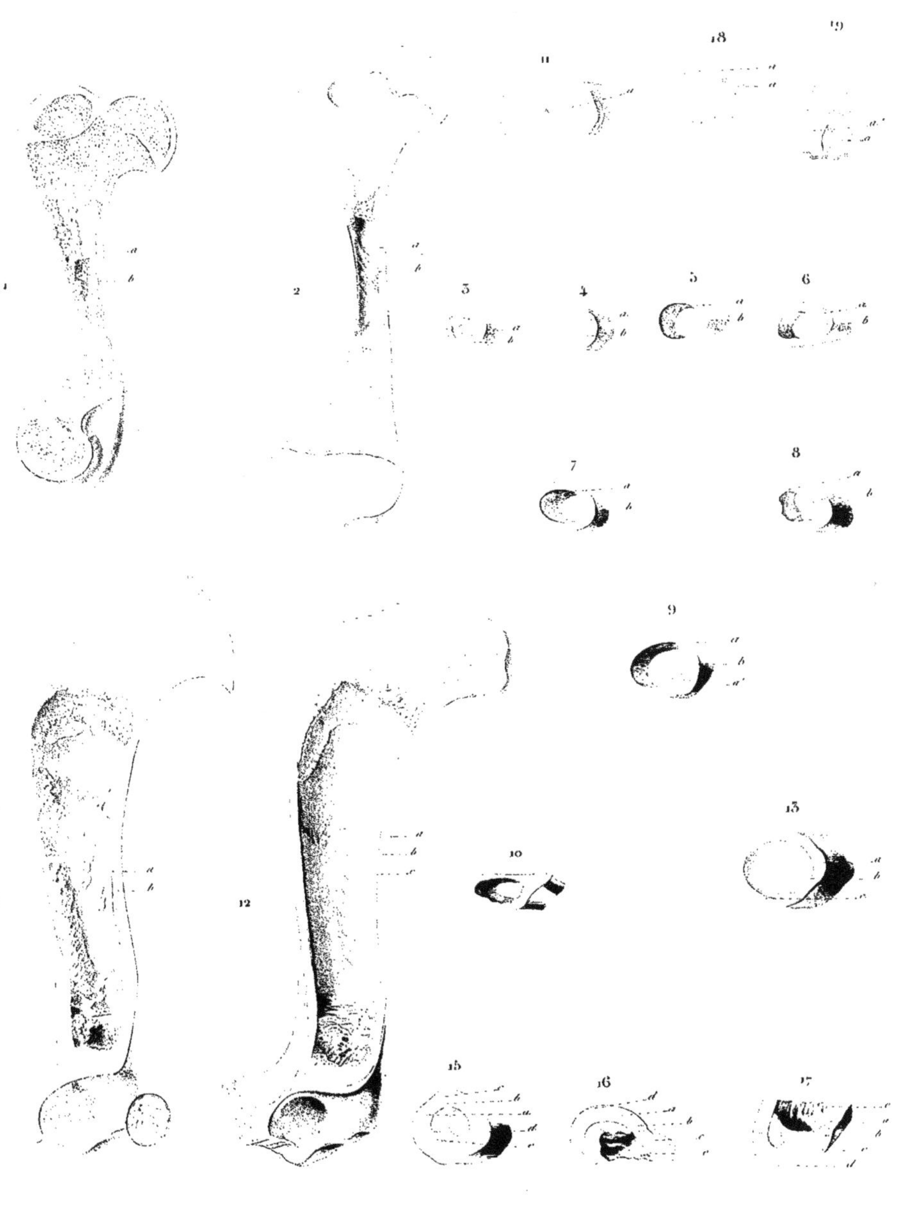

(4)

Bocourt del.

DÉVELOPPEMENT DES OS EN LONGUEUR ET EN GROSSEUR.

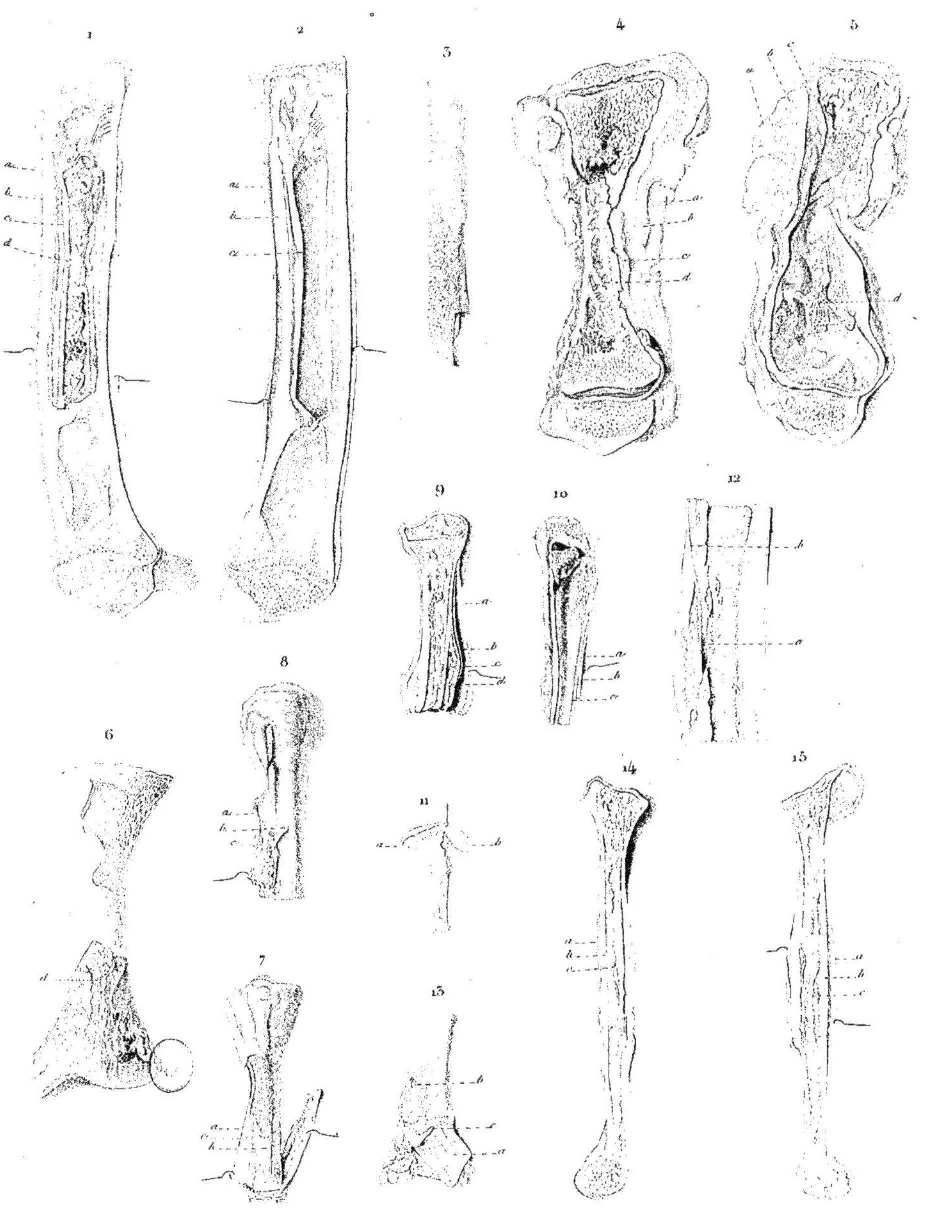

...ce pinx. (5) Baronné dir.

RÉGÉNÉRATION DES OS.

Transformation du périoste en os.

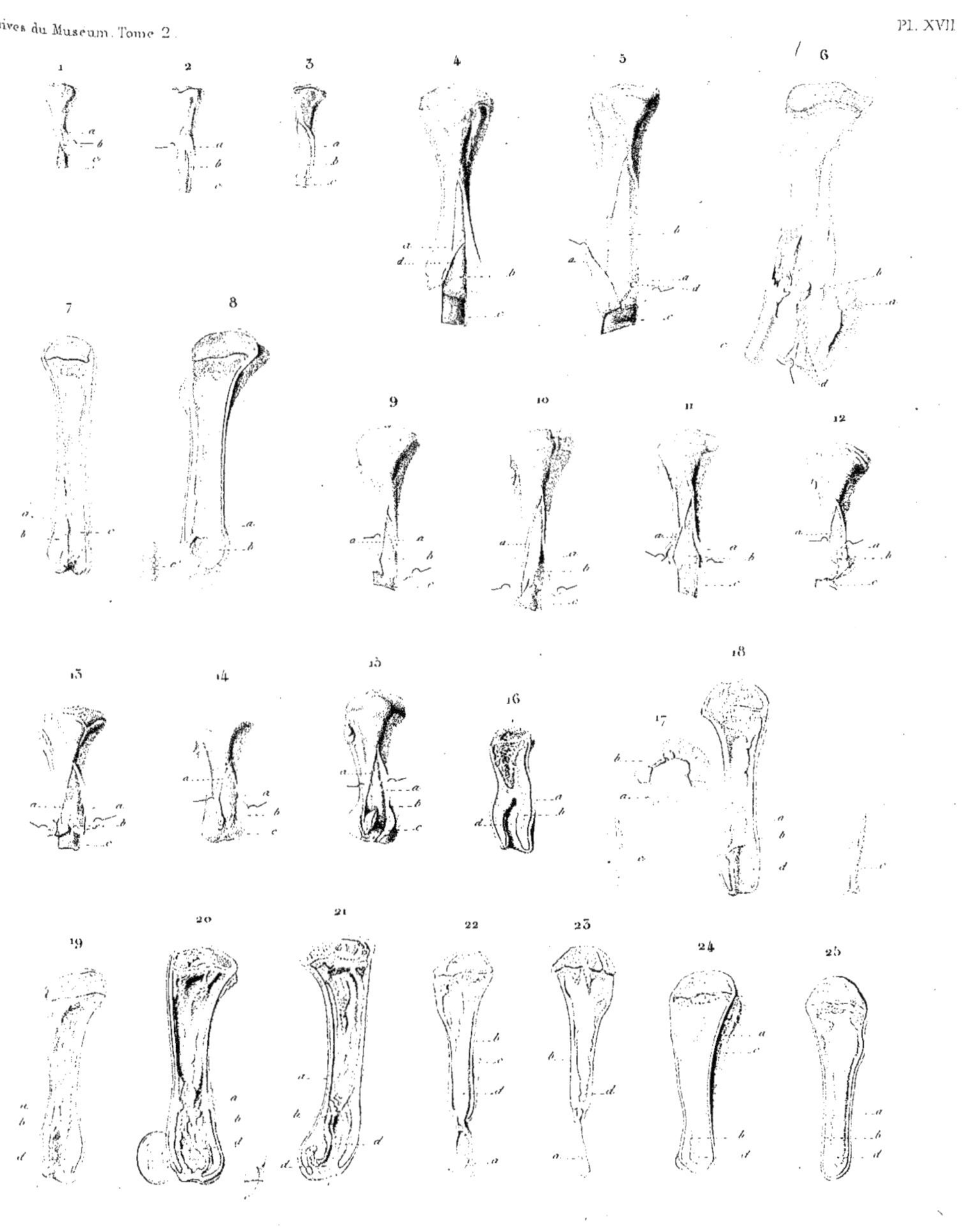

(6)

RÉGÉNÉRATION DES OS.

Transformation du Périoste en os

Production de la membrane médullaire par le périoste.

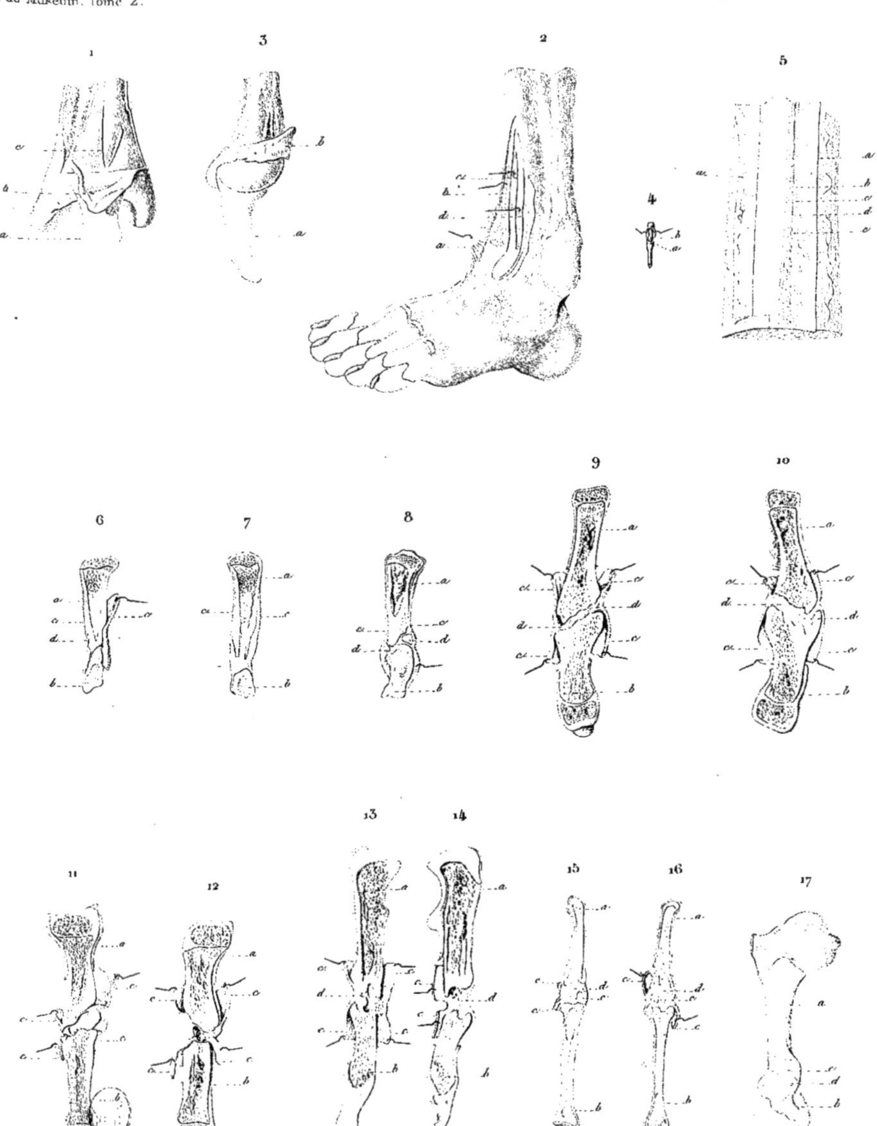

...ur pinx (7) Barennès del.

TRANSFORMATION DU PÉRIOSTE EN OS.

Formation du cal.

6 7 8 9

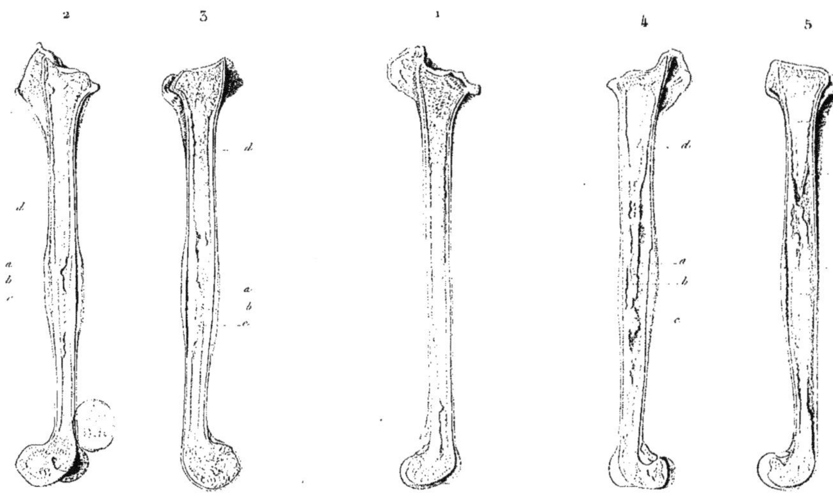

pinx. (8) Borromée dir.

Production par la membrane médullaire d'un nouvel os
dans l'intérieur de l'os ancien.

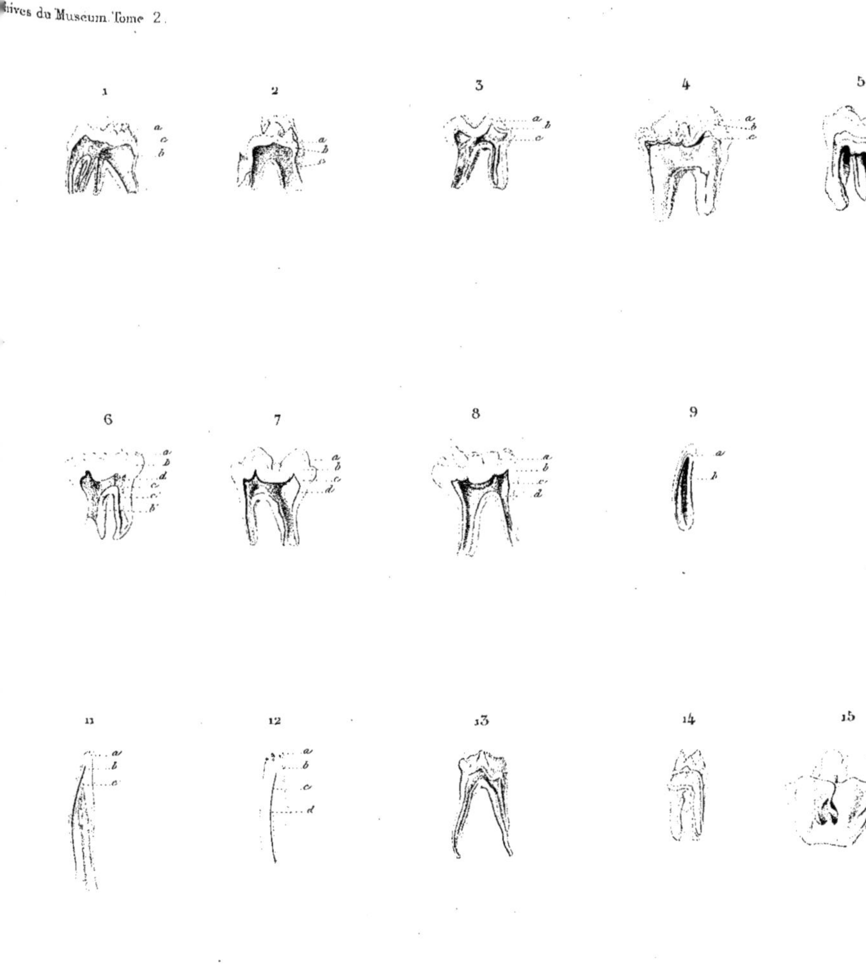

(9)

pinx. Borromée dir.

ACTION DE LA GARANCE SUR LES DENTS.

DÉVELOPPEMENT DES DENTS.

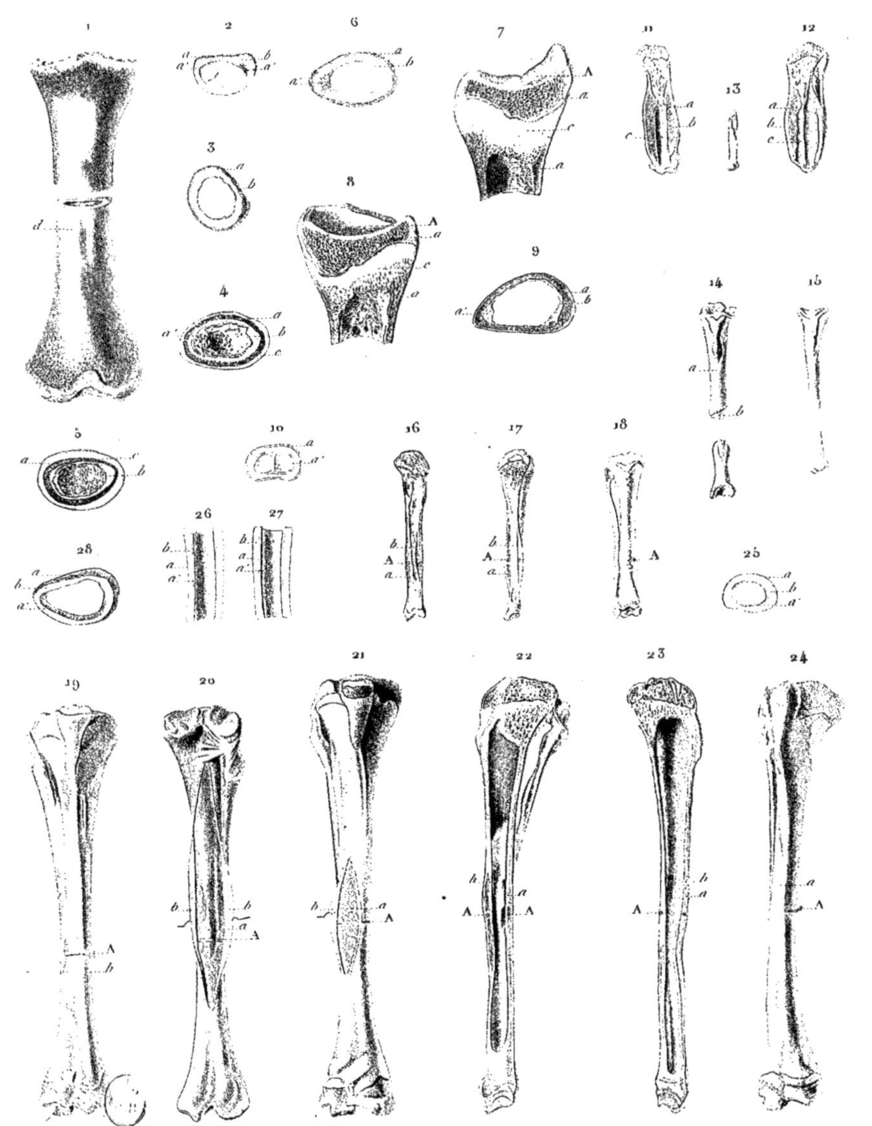

Werner pinx. (10.) Bornemi dir.

DÉVELOPPEMENT DES OS EN GROSSEUR.

Imp. de Becquet

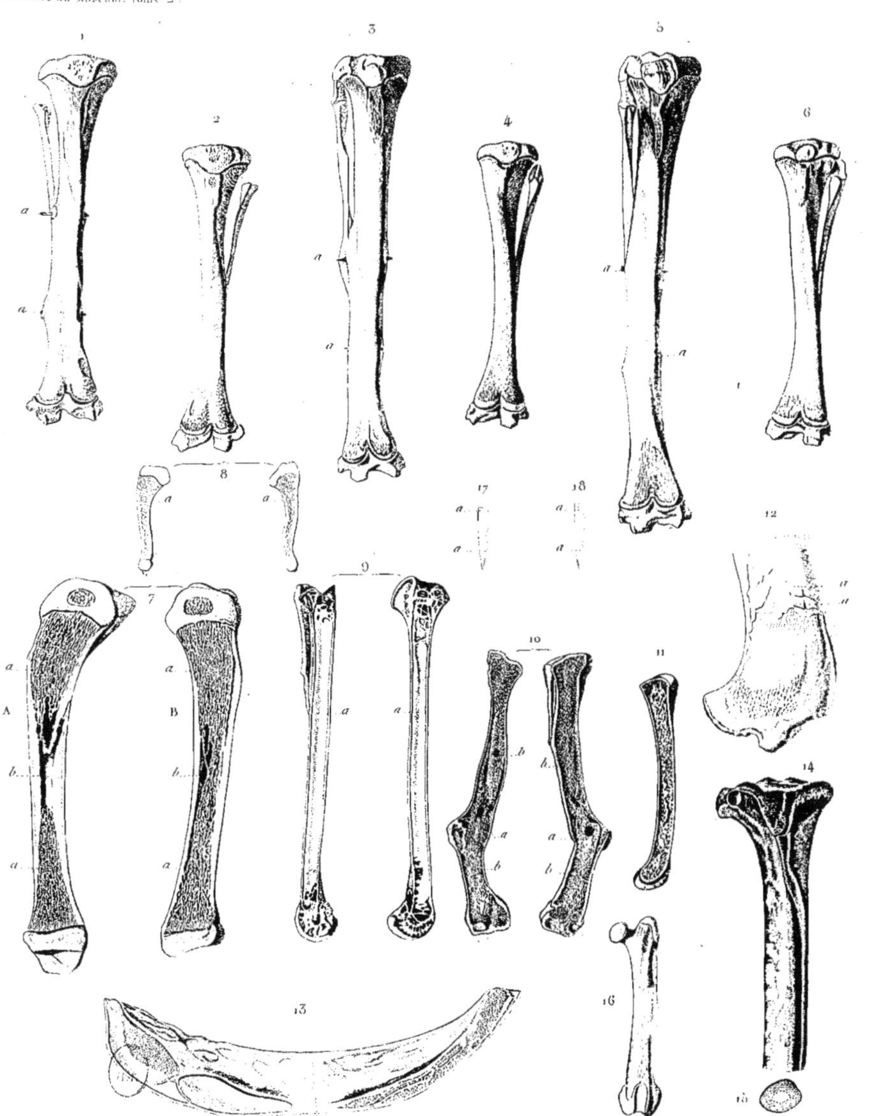

Werner pinx. (II.) Borromée dir.

DÉVELOPPEMENT DES OS EN LONGUEUR.

Impr. de Bougeard

CAPSULE DES DENTS PERSISTANTE.

DÉVELOPPEMENT DES OS.

Imp. de Bougeard.

www.ingramcontent.com/pod-product-compliance
Ingram Content Group UK Ltd.
Pitfield, Milton Keynes, MK11 3LW, UK
UKHW022023170726
13837UKWH00001B/371